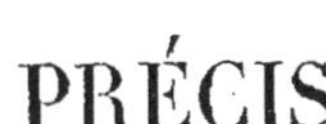

PRÉCIS

SUR

LES EAUX MINÉRALES DE PLOMBIÈRES;

UTILE AUX MÉDECINS ET AUX PERSONNES QUI FRÉQUENTENT CET ÉTABLISSEMENT THERMAL.

Par M. A. Grosjean, de Plombières,

D. M. P., MÉDECIN D'UN DES COMITÉS DE BIENFAISANCE DE LA VILLE DE PARIS, etc.;

SUIVI D'UNE NOTICE

SUR LES

EAUX FERRUGINO-GAZEUSES DE BUSSANG;

Analysées par M. Barruel,

CHEF DES TRAVAUX CHIMIQUES A LA FACULTÉ DE MÉDECINE DE PARIS, MEMBRE DE PLUSIEURS SOCIÉTÉS SAVANTES, etc.

PARIS,

ROUEN FRÈRES, LIBRAIRES-ÉDITEURS, RUE DE L'ÉCOLE-DE-MÉDECINE, N° 13;

MÉNIER, LIBRAIRE, PLACE DE LA BOURSE.

A BRUXELLES,

AU DÉPOT DE LA LIBRAIRIE MÉDICALE FRANÇAISE.

1829.

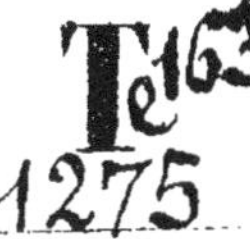

PRÉCIS

SUR

LES EAUX MINÉRALES

DE PLOMBIÈRES.

PRÉCIS

SUR

LES EAUX MINÉRALES

DE PLOMBIÈRES;

UTILE AUX MÉDECINS ET AUX PERSONNES QUI FRÉQUENTENT CET ÉTABLISSEMENT THERMAL.

Par M. A. Grosjean, de Plombières,

D. M. P., MÉDECIN D'UN DES COMITÉS DE BIENFAISANCE DE LA VILLE DE PARIS, etc.;

SUIVI D'UNE NOTICE

SUR LES EAUX FERRUGINO-GAZEUSES

DE BUSSANG;

Par le même;

ET DE LEUR ANALYSE RÉCENTE,

PAR M. BARRUEL,

CHEF DES TRAVAUX CHIMIQUES A LA FACULTÉ DE MÉDECINE DE PARIS, MEMBRE DE PLUSIEURS SOCIÉTÉS SAVANTES, etc.

PARIS,

ROUEN FRÈRES, LIBRAIRES-ÉDITEURS.
RUE DE L'ÉCOLE-DE-MÉDECINE, N° 13;
MÉNIER, LIBRAIRE, PLACE DE LA BOURSE.

A BRUXELLES,

AU DÉPOT DE LA LIBRAIRIE MÉDICALE FRANÇAISE.

1829.

A M. LE BARON ALIBERT,

PREMIER MÉDECIN ORDINAIRE DU ROI, MÉDECIN EN CHEF DE L'HOPITAL SAINT-LOUIS, PROFESSEUR A LA FACULTÉ DE MÉDECINE DE PARIS, MEMBRE DE L'ACADÉMIE ROYALE DE MÉDECINE, INSPECTEUR DES EAUX MINÉRALES D'ENGHIEN-LES-BAINS, etc.

Hommage de respect et d'admiration au Savant illustre, au Médecin philanthrope dont les travaux ont agrandi le domaine de la Science, et concouru au bonheur et à la prospérité de ses semblables.

A. GROSJEAN.

A MON PÈRE,

CONSEILLER-MÉDECIN ORDINAIRE DU ROI, MÉDECIN DES ÉPIDÉMIES, INSPECTEUR DES EAUX MINÉRALES DE PLOMBIÈRES ET DE BUSSANG, MEMBRE DE PLUSIEURS SOCIÉTÉS SAVANTES, etc.

A. GROSJEAN.

PRÉFACE.

L'Établissement thermal de Plombières est sans contredit l'un des plus intéressans que possède la France; les soins qu'a apportés le Gouvernement, depuis une douzaine d'années, à tout ce qui pouvait augmenter sa prospérité, joints à la haute renommée dont il jouit depuis des siècles, en ont fait un des plus remarquables en ce genre. Quelques améliorations et quelques perfectionnemens que les progrès des sciences, des arts et du goût, ont rendu nécessaires, le placeront sans doute un jour au premier rang.

Pour l'observateur des phénomènes curieux de la nature, il est une source féconde d'observations et de méditations. Sous le point de vue politique, il est remarquable par l'heureuse influence qu'exerce une administration sage et prévoyante sur l'aisance et la prospérité d'un pays qui n'a que ce seul moyen de fécondation dont l'a doué la nature. « Les eaux » minérales, a dit le savant professeur Alibert, sont » une branche de prospérité vers laquelle doivent

» se diriger toutes les forces actives des industries » nationales. Cette branche offre une carrière aux » spéculations utiles; . . . . l'État doit » s'en servir comme d'un moyen pour généraliser » ses ressources. » Au milieu de tout, l'humanité n'y perd aucun de ses droits; de nombreux malades viennent chaque année y laisser une partie des maux qui empoisonnaient leur existence, et les rendaient à charge à eux-mêmes et à la société. « Il importe » encore de considérer les eaux minérales sous un » autre point de vue : ces établissemens sanitaires ne » sont pas uniquement destinés à relever une nature » souffrante; ils procurent une distraction salutaire » presque toujours favorable à l'existence; ils aug- » mentent l'attrait de nos relations. Ici, les malades » consolent les malades; les conversations qui s'y » tiennent s'entremêlent souvent d'une multitude de » sentimens agréables. On y contracte des liens qui » influent quelquefois sur la destinée humaine. Les » eaux minérales ont surtout pour avantage de rap- » procher toutes les conditions. Dans un lieu où l'on » se rend pour guérir ou soulager des misères com- » munes, la vanité ne calcule plus; l'orgueil s'adoucit, » les opinions mêmes se réconcilient. » (Alibert.)

Outre le produit du fermage de l'établissement,

qui appartient au Gouvernement, et se monte à 10,000 francs par année, il faut considérer que les étrangers qui, au nombre de plus de huit cents, année commune, viennent faire usage des eaux, y laissent des fonds qu'on peut évaluer à plus de 250,000 francs qui, comme on peut le penser, répandent l'aisance parmi les propriétaires, presque tous logeurs, et soulagent en même temps la misère du pauvre, en grand nombre dans la contrée. Le digne pasteur du lieu, M. Maffioli, connu par sa charité, est toujours l'interprète du malheur près des étrangers, et remplit ce pieux devoir avec un zèle au-dessus de tous éloges.

Cette influence salutaire s'étend au loin par les communications et les rapports fréquents que nécessitent les besoins sans cesse renaissans de la consommation. Les faits recueillis par M. le docteur Doin, feront connaître positivement toute l'importance sociale des établissemens thermaux.

De tous temps les eaux de Plombières ont été en grande réputation. Des personnages illustres, des écrivains célèbres, les ont fréquentés à différentes époques. Leur plus grande illustration se rapporte à la fin du siècle dernier sous l'inspection de feu M. Deguerre, et sous celle de M. Martinet; au commencement de ce siècle, sous celle de mon père, Plombières vit aussi son séjour s'embellir de la présence de la femme du conquérant de l'Europe, avec toute la modestie de sa gloire. Plus tard, à une époque non moins chère à la France, cette heureuse cité salua de ses acclamations S. A. R. Monsieur, comte d'Artois, et enfin, l'année dernière, S. A. R. madame la Dauphine, qui daigna visiter l'établissement lors du voyage de S. M. Charles X en Alsace.

De tels souvenirs ne peuvent s'effacer de la mémoire des Plombériens. Ils sont en général d'une obligeance et d'une probité rare, mais très-causeurs; on sait que c'est assez le défaut de tous les habitans des petites villes, plus occupés des affaires et de la réputation des autres que des leurs propres; bien sot, au reste, qui attache à tous ces commérages ridicules plus d'importance qu'ils n'en méritent, mais plus sot encore est celui qui ne dédaigne pas de s'en faire un appui; il est cependant bon d'en être prévenu afin de se tenir en garde contre leur influence.

Au surplus, ce traité, quoique de peu d'étendue, renferme beaucoup d'autres préceptes bons à suivre. Il est également intéressant pour les médecins et pour les gens du monde : il fait connaître aux uns les propriétés physiques et chimiques des eaux minérales de Plombières, leur action sur l'économie animale, le puissant secours dont elles peuvent être dans les maladies chroniques, et la ressource merveilleuse qu'elles offrent dans quelques cas désespérés et reconnus pour être ordinairement au-dessus des ressources de l'art : les autres y puiseront des vues utiles pour en diriger l'usage sur les lieux et les prévenir contre les abus du charlatanisme qui s'y recontre à chaque pas. La partie purement médicale, au surplus, y a été traitée de manière qu'elle pût être lue, même avec intérêt, par tout le monde. Il est peu de personnes qui, parmi le grand nombre des observations pratiques rapportées dans la dernière partie, ne puissent y rencontrer des cas analogues à l'état dans lequel elles se trouvent : de cette manière, elles pourront juger ce qu'elles doivent attendre des eaux, le degré de confiance qu'elles peuvent leur accorder, et les cas dans lesquels elles peuvent être utiles ou nuisibles.

Les matières qui m'ont servi à composer cet ouvrage m'ont été fournies, pour la plupart, par mon père; la source n'en est point douteuse. J'y ai joint en outre beaucoup d'annotations et de remarques intéressantes qui m'ont été suggérées ou que j'ai recueillies dans l'entretien ou dans la lecture des ouvrages d'hommes marquans dans les sciences. Ce titre seul doit le recommander à la confiance et à l'intérêt du public. Il ne me reste plus qu'à réclamer son indulgence pour les incorrections qui auront dû échapper à la précipitation de la composition.

Nota. Quand l'intrigue et la faveur eurent donné un libre accès aux places et aux honneurs, quand un ministère *déplorable* ne crut plus rien devoir respecter et foula impunément aux pieds les vertus, les talens, le mérite et les droits les plus sacrés, le poste occupé par mon père depuis tant d'années devint l'objet de toutes les convoîtises, et éveilla une foule d'ambitions, de petites haines, qu'encouragea et que seconda même activement le digne préfet du département, qui depuis s'acquit une si triste renommée par ses élections, qui lui valurent, de la part du nouveau Ministère, l'expulsion d'un poste qu'il avait flétri. Néanmoins, parmi ceux que la servilité avait attachés à son char de fortune, se trouvait son propre Esculape; dès-lors les vingt-cinq ans de pratique aux eaux de mon père, ses talens, son caractère intègre, enfin ses cheveux blanchis par l'âge et par le travail durent faire place à la nullité de M. Garnier. Je laisse à juger le mérite d'un pareil honneur: dans un concours de bassesses et d'intrigues nul ne pouvait mieux y prétendre. La disgrâce n'était-elle point alors plutôt une faveur? Une semblable n'avait-elle point atteint déjà les Dubois, les Desgenettes, les Chaussier, etc., lors de la réforme de la Faculté de Médecine de Paris?... Honneur aux ministres impartiaux qui réparent les torts de leurs prédécesseurs!... Sous leur ministère, on n'eût point été affecté d'un pareil scandale. Mais ce n'était point encore assez pour mon père, d'une disgrâce personnelle, il fallait encore qu'elle atteignît son fils... L'adjonction à l'Inspection étant vacante, je devais d'autant plus espérer l'obtenir, que c'eût été, en quelque sorte, une compensation à l'injustice faite à mon père. Vain espoir ! mes droits faisaient tous mes torts ; mon nom ne fut même pas prononcé, et un autre congréganiste prit ma place : il serait trop long de rappeler les turpitudes qui, dans l'espace de huit jours, amenèrent cette révolution inattendue et jusqu'alors sans exemple ; qu'il me suffise d'en nommer les auteurs et de les signaler au public.

TRAITÉ

SUR

LES EAUX MINÉRALES

DE PLOMBIÈRES.

CHAPITRE Ier.

TOPOGRAPHIE.

La petite ville de Plombières est éloignée de cent cinq lieues de Paris, située aux confins de l'ancienne Lorraine et de la Franche-Comté, dans les montagnes des Vosges, sous les 24° 12′ de longitude, et 47° 52′ de latitude.

Ces contrées sont fécondes en eaux minérales, tant chaudes que froides; celles de Luxeuil et de Bains n'en sont qu'à quatre ou cinq lieues; plus loin, celles de Bourbonne, de Contrexéville, de Bussang; il y en a en outre un grand nombre d'autres moins connues ou inusitées.

La population de cette commune est d'environ quatorze à quinze cents individus. Quant à l'étymologie du nom de *Plombières*, j'avoue franchement que je ne la connais pas, et que je ne me chargerai pas de l'expliquer; chacun adoptera ou bâtira à ce sujet quelle hypothèse il voudra; mais il importe davantage de fixer l'attention sur sa situation des plus curieuses, et des plus pittoresques au fond d'un vallon extrêmement resserré et sinueux dans la direction de l'est-nord-est à l'ouest, et dont l'élévation est de deux cent trente toises au-dessus du niveau de la mer. La crête des montagnes de roches primitives qui forment ce vallon et le dominent de trois cent cinquante à quatre cent cinquante pieds, est en partie découverte, mais toujours tapissée de verdure. Un torrent, qu'on nomme l'Eaugronne, qui, grossi par les pluies, devient souvent impétueux et a causé de fréquentes inondations, le parcourt dans toute sa longueur.

L'aspect intérieur de la ville est assez agréable; toutes les maisons, au nombre de trois cents environ, y ont rarement plus de deux étages, sont en général propres, commodes, ornées d'un balcon, et presque toutes groupées à l'entour des établissemens thermaux; les plus éloignées, qui servent au logement des baigneurs, n'en sont pas à plus de cent pas, ce qui est d'un très-grand avantage, et facilite les exercices thermaux; les voitures n'étant pas en usage par la raison même du peu de distance à parcourir, le seul moyen de transport usité dans les cas qui l'exigent, est la gothique chaise à porteur.

Outre les maisons particulières où logent les étrangers, il y a dans la ville plusieurs hôtelleries très-bien tenues, entre autres, celles de l'Ours et de la Tête-d'Or; mais on n'y descend ordinairement que pour peu de temps, en attendant qu'on ait trouvé à se caser convenablement.

Les vents nord-est et sud-ouest sont ceux qui règnent le plus habituellement dans la vallée. La température y est très-variable, et, pour cette raison, les étrangers doivent apporter la plus grande attention dans la manière de se vêtir; car dans le milieu du jour, lorsque le ciel est serein, la chaleur est excessive et comme concentrée dans un foyer, à cause de la réverbération des rayons solaires par les montagnes. Le matin, avant que le soleil ait pénétré dans les rues, et le soir, immédiatement après son coucher, la brise qui s'élève alors rafraîchit considérablement la température. Lorsqu'il vient à pleuvoir, elle s'abaisse subitement aussi, et devient même très-froide et très-humide, si la pluie continue pendant quelque temps. Cet abaissement subit est dû, comme on le sait, à l'évaporation de l'eau, qui ne peut avoir lieu que par soustraction du calorique nécessaire. Or, les surfaces sur lesquelles elle s'opère, étant nécessairement très-étendues, à raison de leur multiplicité dans les montagnes, le refroidissement qui en résulte doit être très-marqué. Très-souvent, le thermomètre de Réaumur, après avoir été à 26°, 28° et même 29°, est tombé, en moins de vingt-quatre heures, à 13°, 15° et 17°, dans le fond du vallon.

Les eaux minérales de Plombières sont de deux sortes, les unes froides et les autres chaudes.

Des froides, l'une est ferrugineuse proprement dit; les autres sont dites savonneuses. Trois sont particulièrement en usage dans le traitement. Il existe en outre d'autres sources d'eau commune en abondance.

Les chaudes sont en assez grand nombre, et ne peuvent guère être énumérées d'une manière bien positive; cependant on peut les porter à quatorze environ. La plus élevée ne sourd pas à plus de quarante-huit pieds au-dessus du torrent, au milieu duquel il s'en trouve en même temps une très-chaude, et il est à remarquer que les plus élevées sont les plus tempérées.

Elles sont presque toutes destinées à alimenter les étblissemens de bains; quelques-unes servent à la boisson, encore n'est-ce pas d'une manière exclusive. A l'exception de celles du *Crucifix* et du *Bain des Dames*, parmi les chaudes, la plupart ne sont pas employées à leur degré de chaleur naturelle; elles sont réparties dans différens établissemens, et tempérées l'une par l'autre, ou par le refroidissement naturel. Dans chaque bain ou bâtiment, il y a une ou plusieurs piscines pour les deux sexes.

La source du Grand-Bain est celle qui paraît avoir été la plus anciennement connue, et qui servait, en grande partie, à alimenter les bains construits par les Romains sous le règne des derniers empereurs. On a découvert à différentes époques des vestiges de leur antique domination dans cette partie des Gaules, entre autres, des inscriptions, des chapiteaux, des tronçons de colonnes, et particulièrement des médailles de différens métaux, aux effigies de *César-Auguste*, de *Néron*, de *Vespasien*, etc., dont grand nombre s'est égaré entre les mains de différentes personnes; d'autres font encore partie de la belle collection des antiquités au musée d'Épinal, chef-lieu du département.

Les inondations fréquentes qui ont eu lieu à Plombières ont enfoui ces ruines, et il est peu d'endroits où, en fouillant à six ou huit pieds, on n'en trouve des fragmens. En plusieurs endroits, on rencontre des couches d'un ciment excessivement dur, qu'on ne peut briser qu'en y faisant jouer la mine.

Je commencerai la description des différens établissemens par celle du bain situé le premier à l'est, vers la partie la moins basse de la rue, poursuivant successivement à l'ouest pour les suivans. Je serai le plus succinct que possible, mon but étant moins la topographie que la thérapeutique.

Bain des Dames, ainsi nommé parce qu'il appartenait autrefois aux dames du chapitre de Remiremont; à la révolution, il est devenu propriété particulière, mais soumis néanmoins, comme les autres établissemens, à l'inspection. Il est composé d'une piscine demi-circulaire, à 29° R., qui peut recevoir une vingtaine d'individus, et d'une seconde plus petite et beaucoup plus chaude, de deux cabinets de douches, et de trois grandes salles dans lesquelles sont rangés un certain nombre de baignoires. La température de la source est à 42° R. Elle sort d'un massif de ciment posé sur le roc, où elle est encaissée, par deux coulans en fer, dont l'un fournit 120 litres en 13 minutes 10 secondes, l'autre, 76 litres dans le même espace de temps. La maison qui y est attenante, et fait partie de la même propriété (à M. Parisot), peut loger un certain nombre de personnes; c'est celle qu'affectionnent particulièrement les Suisses.

Le second bain en descendant est le Bain des Anciens, autrement dit, des Pauvres ou Grand-Bain; c'est celui le plus anciennement fréquenté, et qui paraît même avoir été formé des restes d'un bain antique qu'on suppose de construction romaine, dont l'étendue devait être considérable, de forme carré-long, pavé en larges dalles et garni des deux côtés de quatre gradins pour y descendre. La partie existante encore actuellement a cinquante-quatre pieds de long sur trente de large environ, dans œuvre; elle est garnie des deux côtés, dans toute sa longueur, de cabinets de bains et de douches, dans lesquels on communique par un corridor étroit. La moitié du côté du midi est réservée pour les malades de l'hospice; quinze peuvent s'y baigner à la fois dans une piscine à deux compartimens. La voûte de ces cabinets est construite avec des dalles en pierre, et forme une terrasse qui, du côté du nord, se trouve au niveau de la rue, et de l'autre, à trois pieds et demi du sol; le niveau du bassin est par conséquent très-bas. On y descend des deux extrémités par de larges degrés. L'entrée occidentale est garnie d'une grille, l'autre est libre et plus usuelle. L'espace libre, compris entre les cabinets des deux côtés, est d'environ douze pieds sur vingt-cinq, entre lesquels le bassin est à découvert. Les terrasses formées par la voûte des cabinets et servant de promenoir, sont réunies aux deux extrémités par une espèce de pont et garnies d'un balcon en fer du côté du bassin; l'eau s'y élève à trois pieds et demi environ : elle y arrive du côté de l'est par deux sources, l'une à droite, l'autre à gauche. La première, à 44° R., est peu abondante, surtout quand le bassin est vide, et elle semble ne couler que par regorgement; celle à droite, la plus chaude et la plus abondante de toutes, marque 50° 1/2 R.; elle sort d'un coulant en fer, et fournit environ quatre pouces et demi cubes par seconde. Un cinquième, à peu près, en a été distrait pour le service du Bain Royal et pour celui de la pompe du Bain des Capucins. A chaque instant du jour, on vient puiser à cette source pour les usages domestiques, abus très-ancien et fort commode, à la vérité, pour les ménages, mais qu'on devrait faire disparaître totalement par d'autres dispositions, ce que ne fait qu'incomplètement la séparation qu'on a construite dans le bassin, afin que l'eau qui sert à alimenter les pompes pour le service de ce bain, soit un peu moins exposée à être souillée. Il y a dans ce même bâtiment un cabinet pour les bains de vapeur entiers, ainsi que deux autres destinés par mon père aux bains sulfureux.

La température du milieu du bassin est de 36° R. environ; celui où se baignent les malades de l'hospice, et qui y communique librement, est à 30° R., température

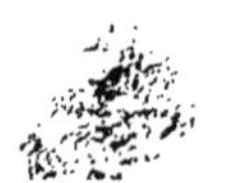

souvent beaucoup trop élevée dans bien des cas. C'est pourquoi mon père, dans l'intention de le tempérer, y avait fait diriger une partie du produit de la Fontaine Savonneuse qui coule à l'extrémité orientale du bâtiment, dans un renfoncement du mur, et qui marque 14° 1/2 R.; ce bain, d'ailleurs, exige depuis long-temps de grandes améliorations, et mon père en avait adressé un projet à M. le Comte Lainé, alors ministre de l'Intérieur, dont il avait obtenu l'approbation; mais les fonds qui y avaient été destinés ont reçu depuis une autre direction (1).

Bain tempéré. Ce bain, qui, jusqu'à la création du Bain Royal, était le plus commode et le plus élégant, si je puis m'exprimer ainsi, date de l'an 1772. L'année dernière, on y a fait des changemens urgens, sollicités depuis long-temps, au milieu desquels, d'autres très-insignifians, pour ne pas dire ridicules, ont été exécutés. Avant cette soi-disant amélioration, il y avait dans le milieu de l'édifice de forme carrée, dont la voûte élevée en arceaux est soutenue par onze piliers, un bassin assez vaste pour contenir une cinquantaine de personnes. Tout autour et adossés au mur d'enceinte, régnaient des cabinets de bains, en outre desquels on plaçait encore des baignoires autour du bassin.

(1) Au reste, qu'est-ce qu'une somme de 12 à 1,5000 francs dans un établissement comme Plombières? Si le Gouvernement en sentait bien toute l'importance, il demanderait aux chambres (si la chose ne pouvait se faire sur quelques petites économies) un supplément de crédit de 200,000 fr. pour cet objet spécial. Que serait-ce sur 50 et quelques millions ? Il faudrait espérer que ce ne serait pas non plus sur cette dépense que la commission s'aviserait de faire tomber ses réductions ; le hasard serait trop malheureux, il faut en convenir ; alors au moins, les étrangers se rendraient à nos eaux de tous les coins de l'Europe, et deviendraient nos tributaires à leur tour, comme nous le sommes d'Aix-la-Chapelle, de Spaa, de Baeden, etc., parce que le plaisir et la distraction y attirent de préférence.

Depuis peu, on a augmenté d'un étage le nombre des cabinets, de chaque côté; ce qui n'a pu avoir lieu qu'aux dépens du jour, sur la rue du côté du midi, pour le bassin, lequel, après avoir été, il y a quelques années, déjà séparé en deux cases pour les deux sexes, on a cru devoir subdiviser en quatre autres, sous la forme de petits bassins circulaires, qu'on dit pouvoir contenir facilement soixante personnes en tout. Les améliorations auraient pu, sans inconvénient, ne pas s'étendre jusque-là, et auraient encore sauvé un ridicule à leur inventeur.

La température des bassins est fixée de 26° à 28° R.; l'eau qui les alimente, ainsi que les cabinets particuliers, est fournie par deux sources chaudes, dont l'une a 49° R. au puisard et 42° R. à son arrivée au bain; l'autre, dite Simon, à 28° R., n'en a plus que 26 à son arrivée au bain. Le produit de la première est de onze litres en une minute, et celui de la seconde est de trente-quatre litres en une minute trente-cinq secondes. Ce bain possède des douches d'espèces diverses, au nombre de huit en tout. Il y a maintenant quatorze cabinets de bains, dont sept à deux baignoires; ceux qui formaient terrasse au rez-de-chaussée, à l'extérieur, ont été supprimés pour agrandir le jour sur la petite place. On a aussi rendu plus clareteux plusieurs des cabinets de douches. Presque toutes les baignoires y sont maintenant en cuivre et alimentées, dans chaque cabinet, par deux robinets d'eau minérale de température différente; la même chose a lieu au *Bain Royal*.

Bain des Capucins. Il communique avec le précédent par un passage souterrain d'une quinzaine de pas environ. Le fond du bassin en est à six pieds au moins au-dessous du sol et à deux et demi environ au-dessous du précédent.

C'était, après le Grand-Bain, le plus anciennement fréquenté. Il dépendait autrefois d'un couvent de Capucins qui était situé en face, sur l'emplacement qu'occupe aujourd'hui le Bain Royal.

Ce bain est alimenté par une source unique à 42° R., qui sort du côté nord du bassin par un trou rond de huit pouces de diamètre et de dix-huit de profondeur environ, pratiqué dans le pavé. Ce bassin de forme carrée arrondie, de dix-huit pieds de long sur douze de large, et trois et demi de profondeur, a été divisé en deux compartimens. Celui d'où sort la source étant plein, est à 33° R., l'autre est tempéré par quatre lignes d'eau à 26° R., venant de la source Simon du Bain Tempéré. Ces deux piscines, ensemble d'une contenance de 14,484 litres 16 centilitres, se remplissent en quinze heures; le côté de la rue est toujours le premier rempli. Du milieu du trou dont j'ai parlé, s'échappent, en même temps que l'eau, de grosses bulles de gaz sur lesquelles nous reviendrons plus tard. C'est là que se prennent les douches de vapeurs utérines. Il y a, du côté nord, deux renfoncemens voûtés qui servent de cabinet de bain et de vestiaire.

Une autre partie de la source, qui a souvent été regardée comme une seconde, est située au dehors à l'angle occidental du bâtiment, dans un puisard de deux pieds de profondeur environ. C'est là qu'est versée une partie du cinquième distrait de celle du Grand-Bain; cette eau alimente une pompe à bras qui la dirige par des canaux sur le Bain Tempéré où la consommation est plus grande.

La voûte de ce bain, depuis quelques années, a été dis posée en terrasse garnie de fleurs; elle est percée à son centre par une cheminée qui donne issue aux vapeurs aqueuses, et communique de plain-pied avec les salons du premier étage du Bain Tempéré.

Ce bain est peu fréquenté aujourd'hui. Il porte aussi le nom de Bain des Gouttes ou des Goutteux.

Bain royal. Ce bain, le plus récemment construit, est situé en face des deux précédens, et n'en est séparé que par une rue étroite.

Le projet de ce nouvel établissement fut présenté par mon père et agréé par le Gouvernement, qui en reconnut les avantages; les plans et l'exécution en ont été dirigés par M. Grillot, architecte du département. Les travaux, commencés en 1806, furent suspendus pendant long-temps lors des événemens de 1814, et ce ne fut qu'en 1821 que ce bâtiment fut livré au public. Quoique défectueux sous plusieurs rapports, ce bain est encore plus complet qu'aucun des autres, et chaque année y a amené des améliorations dont le temps et l'expérience avaient démontré la nécessité. Il est alimenté par plusieurs sources : 1° par une à 45° R., à l'angle N. E. du bâtiment, découverte lors de ses fondations, et du produit de trois mètres cubes par heure; 2° l'autre à 35° R., communiquant avec la précédente ; 3° une troisième à 28° R., nommée Müller, du produit de 623 millièmes de mètre cube par heure; 4° par des filets de différentes autres, telles que du Grand-Bain, du Crucifix, et de celle à 49° R., en face le Bain des Dames ; 6° Enfin par la source savonneuse du jardin des Capucins à 12° 1/2 R., et du produit de 337 litres par heure. Tout récemment, en exécutant des travaux dans le jardin près de la voûte sous laquelle coule la source précédente, on en a découvert une nouvelle à 21° R., fournissant quatre litres d'eau par minute. Cette richesse nouvelle permettra sans doute de renoncer au mélange d'eau commune qui se fait au moyen d'une source froide ordinaire, dont M. Garnier a inhumainement imaginé de priver la brigade des bons gendarmes qui veillent au repos et à la sûreté des citoyens plombériens.

La piscine, qui a quinze pieds carrés environ et deux compartimens, est dans un enfoncement assez sombre, qui la rend un peu triste. Elle peut contenir une quarantaine d'individus. Plusieurs portes communiquent les unes avec l'extérieur, les autres avec les bains de vapeurs, d'autres enfin avec les cabinets de douches et de bains. Le nombre de ceux-ci a été augmenté, il y a deux ans, par un bâtiment sur-ajouté, et récemment encore au premier étage du bâtiment principal à côté du réservoir d'eau minérale destiné à alimenter les douches. Ce réservoir, doublé en plomb, peut contenir vingt-un mètres cubes d'eau et servir en cas d'incendie; l'eau y est amenée par une pompe à vapeur, qui est à juste titre regardée comme la chose la plus ridicule pour son inutilité, la dépense excessive qu'elle a nécessitée, et celle qu'elle occasionne journellement encore pour son entretien. N'eût-il pas mieux valu laisser subsister celle qui existait auparavant, et employer ces sommes (dont autrefois cependant on était beaucoup plus avare), à quelque embellissement ou à quelque amélioration vraiment nécessaire, comme, par exemple, celle qui touche le Grand-Bain? Ce n'est pas par la quantité, mais par l'opportunité des dépenses et des changemens, qu'un administrateur nouveau et censé doit chercher à signaler son avénement; sa précipitation et sa présomptueuse inexpérience ne peuvent que lui faire commettre des fautes.

Au total, le nombre des cabinets de bains y est de trente-un, dont dix à deux baignoires; il y en a de plus huit de douches Tivoli, outre les six de bains, dans lesquels on peut aussi doucher, enfin deux de douches ascendantes, et une de vapeur utérine. Il a été calculé que chaque cabinet de douche pouvait consommer un mètre dix centimètres d'eau par heure.

Chaque baignoire peut contenir de trente-deux à trente-trois centimètres cubes d'eau; celles qui sont encore en bois, sont, au fur et à mesure, remplacées par d'autres en cuivre, et maintenant elles doivent l'être presque toutes.

Il y a de plus, dans le petit pavillon latéral droit, deux petites piscines qui, dit-on, ont été destinées, malgré leur simplicité, à l'usage des Princes, mais dont usent en attendant, ainsi que du logement, MM. les préfets, qui, à la vérité, sont les princes du département.

Le reproche le plus fréquent que j'ai ouï faire à l'établissement de Plombières, a particulièrement rapport à la propreté et à l'élégance. Au sujet de la première, il y a injustice absolue, et cela vient sans doute de ce que beaucoup de gens confondent la propreté avec l'élégance; quant à la seconde, je dois dire que des causes particulières s'opposent aux embellissemens d'un certain genre dans les établissememens d'eaux thermo-minérales de la nature de celles de Plombières; l'expérience a prouvé que leurs vapeurs détériorent tout en peu de temps, surtout pendant l'inaction de tout l'hiver. Cependant je pense qu'on aurait pu faire, sous ce rapport, quelque chose de plus convenable encore que ce qui existe, depuis peu surtout (1).

(1) C'est ce qui a pu faire dire à un écrivain aussi célèbre que spirituel, et sans doute d'après des rapports exagérés, que l'établissement était encore dans la barbarie. On peut espérer, je le répète, qu'avec le temps, les améliorations commencées depuis une dixaine d'années se continueront. Avec les fonds nécessaires qu'a si long-temps et en vain sollicités mon père, les embellissemens possibles et les appareils ingénieux du savant d'Arcet eussent été mis depuis long-temps à exécution. Mais aujourd'hui que le Gouvernement semble en avoir senti toute l'utilité, il est probable qu'il continuera à y donner l'attention qu'ils méritent, et qu'il ne les fera plus attendre.

Le marbre, le granit et le bronze, ou la fonte, sont les seules matières qui puissent faire les frais de ces embellissemens. Au second étage de ce bâtiment, sont des salons qui communiquent avec ceux du Bain Tempéré par un pont sur la rue, et servent comme eux de points de réunion.

Tels sont les établissemens principaux; il ne me reste plus qu'à dire quelques mots de ceux de moindre importance.

Fontaine du Crucifix. Elle est située entre le Grand-Bain et le Bain des Dames, mais du côté de la rue opposé à ce dernier, dans un renfoncement voûté, fermé de grilles, sous les arcades ou galeries servant de promenoir et de lieu de rendez-vous des buveurs d'eau.

Cette source marque 40° R. Une partie inutile à la boisson est dirigée, comme on l'a vu, au Bain Royal et au Bain des Capucins : l'emplacement de cette fontaine, avant la construction des galeries dont je viens de parler, en 1761, était occupé autrefois par un bain qu'on nommait Bain du Chêne, nom sous lequel on la désigne encore quelquefois.

Cette source est encaissée dans un massif de ciment antique et conduite par une direction oblique dans un puisard d'où elle s'échappe par deux coulans en fer, au pied d'une croix gothique.

Fontaines savonneuses. Elles sont au nombre de deux, dont il a déjà été question; 1° celle du Grand-Bain; 2° celle du jardin des Capucins ou du Bain Royal. La première est fraîche, c'est-à-dire qu'elle marque 14° 1/2 R.; elle est située sur le bord de la route élevée de Luxeuil, et renfermée dans une espèce de caveau d'où elle est amenée, par des canaux en bois, jusqu'à l'extrémité orientale du Grand-Bain; il en a déjà été question à ce sujet. Elle est peu abondante et ne fournit que trente-trois litres en 28 minutes. Partie sert aussi, comme on le sait, à tempérer la piscine du Bain des Pauvres de l'hospice, aussi bien que les dispositions locales peuvent le permettre.

La seconde est un peu plus abondante que la précédente. Le rocher d'où elle s'écoule, renfermé sous une voûte formant une grotte, est tapissé de pulmonaires d'un vert et d'une fraîcheur admirable; elle marque 12° 1/2 R. Toutes deux servent en partie à la boisson.

Fontaine ferrugineuse. Elle est placée au milieu d'une promenade plantée de tilleuls majestueux, longue de six cents pas environ, et bordée de chaque côté par le torrent qui traverse la ville. Elle est de six à sept pieds au-dessous du niveau du sol, et garantie par une grille en fer de forme circulaire. Sa température moyenne est de 12° R.; son abondance est variable et dépend de la crue plus ou moins grande du torrent, à raison des infiltrations qui se font à travers la terre légère et sablonneuse; cependant ce changement n'est bien remarquable qu'après des pluies longues et abondantes. On ne s'en sert qu'en boisson. Elle se nomme aussi Bourdeille.

Étuve Bassompierre. C'est une voûte très-basse et ancienne, bâtie sur une source à 50° R.; elle est située en face du Bain des Dames, et ne sert que pour les bains de vapeur entiers; la température de la chambre varie de 46° à 49° R., selon celle de l'air extérieur. Autrefois on s'y faisait doucher selon la coutume. C'est aujourd'hui la seule qui soit absolument isolée d'un établissement de bains.

Les étuves ou bains de vapeur du Bain Royal sont dans trois cabinets situés dans le petit pavillon de gauche du Bain Royal, sous lequel passe la source thermo-minérale à 43° 1/2 R. Des ouvertures ménagées dans le pavé en laissent échapper les vapeurs qui sont reçues dans des caisses en bois de formes et de dimensions variées, applicables aux cas. Celles-ci sont les moins incommodes et les moins imparfaites qui existent actuellement à Plombières, mais elles n'ont point encore atteint le degré de perfection que font désirer les établissemens de Paris. Avant leur construction actuelle, qui date de celle du Bain Royal, il y avait, non loin du lieu qu'elles occupent, une espèce de caveau souterrain, fermé par une trappe et sans aucun jour, renfermant les vapeurs de cette même source.

On l'avait nommée l'Enfer; l'étuve de Bassompierre est encore un diminutif de cet appareil informe.

Outre ces établissemens qui font la prospérité du pays, Plombières en possède un d'un autre genre, et purement philanthropique; je veux parler de l'hospice, qui contient vingt-quatre lits pour les indigens des départemens composant l'ancien duché de Lorraine et de Bar, atteints d'infirmités réputées curables par les eaux de Plombières. C'est encore un reste des nombreuses institutions philanthropiques créées par ce bon Stanislas, dont la mémoire n'a pu être effacée du cœur des Lorrains par aucune révolution. On sait, en effet, que cet excellent Prince, avec des revenus qu'eussent dédaignés certains ministres de nos jours trop connus, a fait plus de bien en un jour que la plupart pendant leur règne éphémère et trop long encore; c'est ainsi qu'on s'attache l'estime et l'amour des peuples. On reçoit dans cet hospice des malades de toute espèce. Il est desservi par les Sœurs de Charité, qui y apportent un zèle digne de leur piété et de leur bienfaisance.

Plombières, comme je l'ai dit, est une petite ville en général assez agréable pendant la saison des eaux.

L'étranger qui vient y passer quelque temps, y trouve réunis presque tous les genres d'agrémens et de distractions, soit de la ville, soit de la campagne. Aime-t-il le monde? il peut réunir chez lui, ou trouver tous les soirs, dans les salons élégans des bains, une société choisie des personnes les plus distinguées de la province, et particulièrement de la capitale; souvent il y rencontre des amis, des connaissances, ou bien un abandon, une familiarité particulière que provoque et tolère la qualité d'étranger, établit bientôt la confiance et forme de ces liaisons, d'abord de convenance, puis de besoin ou d'habitude, qui souvent sont la source des plus doux souvenirs de la vie.

Il peut aussi se livrer au plaisir tranquille de la conversation avec les amateurs que rassemblent, dans ces mêmes salons, la politique et la lecture des journaux de toutes couleurs. Cependant nous ne conseillerions pas ce passe-temps habituel à nos malades, car il fait faire quelquefois ce qu'on nomme de bien mauvais sang; le mieux est, en arrivant aux eaux, de tout oublier, de ne s'occuper que du soin de sa santé, et de laisser, à la porte du temple d'Esculape, comme le dit M. Alibert, « toutes les passions qui ont » agité votre ame, toutes les affaires qui ont long-temps tour» menté votre esprit; » c'est tout au plus si on peut se permettre un modeste écarté ou un tour de bouillotte. Aux tranquilles tables de boston, de wist on de trictrac, le gain comme la perte ne peuvent troubler l'harmonie des fonctions vitales; nous ne saurions trop recommander, du reste, le louable exercice du noble jeu de billard, voisin du salon de réunion; tout, en un mot, est à la disposition de chacun selon ses goûts, voire même, concerts, bals et spectacles. Dans ces réunions, la beauté, toujours femme, ne conserve de sa coquetterie habituelle que ce qu'il lui faut pour paraître encore plus séduisante; elle déploie, sous une apparente simplicité, tout ce que la mode et le genre peuvent avoir de plus gracieux et de meilleur ton; et, si le *fashio-*

nable, fidèle à ses habitudes de la ville, n'y était toujours roide et guindé, on serait tenté de les préférer à celles de plusieurs salons de Paris (1).

Enfin, l'amant romantique de la solitude et de la nature pittoresque et sauvage trouve de tous côtés, dans ce pays, des promenades délicieuses, dignes de la muse et des pinceaux les mieux inspirés. Au milieu des forêts de chênes et de hêtres, on a ménagé des sentiers tortueux où il peut à son aise égarer ses pas et ses pensées; plus loin, le sombre sapin lui prête aussi son ombrage mélancolique.

La culture dans le vallon est absolument nulle; à l'exception de quelques jardins potagers disposés par gradins sur les flancs de la montagne, tout est bois ou prairie. Le penchant des montagnes, comme le fond du vallon, tout est tapissé d'un gazon toujours vert, émaillé de fleurs, entrecoupé de ruisseaux limpides et de sentiers étroits conduisant à des habitations éparses. L'œil se repose avec plaisir sur ce tableau riant. Loin du tumulte des villes, on y respire un air pur, on y oublie peu à peu ses chagrins et ses maux; combien il en est qui n'ont pas besoin d'autres remèdes....!

Outre ces promenades naturelles, il en existe d'autres

(1) Autrefois la fortune venait dérouler son tapis vert à Plombières pendant la saison des eaux, et c'était un attrait de plus pour les étrangers. Je ne puis me figurer que la défense qui en a été faite par le Gouvernement ait un but vraiment moral, et que ce passe-temps ne soit plus dans les mœurs du jour, quand je vois des bureaux de loterie, des jeux de hasard établis dans les quartiers les plus populeux de Paris enlever le gain d'une journée de sueurs à des artisans, à des malheureux attirés par l'appât d'une fortune facile et chimérique. A Plombières, du moins, comme dans tous les établissemens d'eaux minérales, la fortune ne peut frapper que sur des gens riches, oisifs, et qui cherchent les distractions avant tout. Nos voisins n'ont eu garde de supprimer ces jeux, et profitent de notre faute.

formées avec art par la main des hommes; il y en a de régulièrement plantées aux deux extrémités de la ville. La plus grande est située à l'est, sur la route de Remiremont : c'est là que se trouve la fontaine d'eau froide ferrugineuse, dont j'ai déjà parlé; à son extrémité se trouve la papeterie de M. Desgranges. L'autre promenade, à l'ouest de la ville, moins humide et beaucoup moins grande, conduit, par deux chemins agréables, le long d'un canal d'un côté, et du torrent, de l'autre, à une forge de fil de fer et dans les bois du fond de la vallée.

Dois-je parler enfin de cent buts de promenades, tous plus jolis et plus agréables les uns que les autres; de la fontaine Stanislas, ornée des souvenirs du galant Boufflers; du Moulin Joli, de la Feuillée, du Val-d'Ajol, d'Herival, de ses rochers, de ses noires forêts, de ses bois fossiles et de mille autres sujets (1)? On lira avec plus de plaisir une petite brochure, faite par un homme de beaucoup d'esprit, intitulée : *Voyage à Plombières* (1821), par M. P. D. C., et l'Itinéraire de M. Vaisse de Villiers.

(1) La munificence de plusieurs étrangers a beaucoup contribué à embellir encore la nature. Le pays conservera long-temps, entre autres, le souvenir de M. de Parseval, auquel il est redevable de deux charmantes promenades qui serpentent à l'est du vallon le long des ruisseaux d'Eaugronne et de Saint-Antoine, peu au-delà de la papeterie, et au-dessous de la route. Leur auteur, en leur donnant les noms d'*Amélie* et de *Marie-Thérèse*, n'a fait que consacrer les précieux souvenirs qu'ont laissés dans la contrée ces augustes princesses.

C'est de la Feuillée qu'on jouit du charmant point de vue du Val-d'Ajol, dont on retrouve la description dans tous les auteurs qui ont écrit sur Plombières. Cette vallée n'est pas moins industrieuse que belle; c'est là que, de père en fils, a constamment habité la famille des Fleurot, célèbres rebouteurs; on y voit aussi des ateliers de tissage et de filature de coton, appartenant à MM. Cabasse, mes amis.

Il entre particulièrement dans mon but de faire un ouvrage utile; c'est pourquoi je ne m'étendrai pas davantage sur les agrémens de ce pays, qui d'ailleurs, comme tous ceux des montagnes, offre à chaque pas des remarques curieuses et des attraits sans cesse renaissant.. Outre l'air vif et pur qu'y respire l'habitant énervé des villes, il y trouve encore ce calme, cette douce tranquillité, ce repos de l'esprit, ces distractions variées, si favorables à la santé, et qui sont d'un si puissant auxiliaire dans l'action des remèdes internes.

Les marchés de Plombières sont assez bien approvisionnés par les environs; les alimens sont en général de bonne qualité, la truite surtout y abonde, et la cuisine passe pour ne pas y être mauvaise.

Dans le temps de la saison des eaux, il s'y rend un grand nombre de marchands de toute espèce, particulièrement de modes et de nouveautés. La seule industrie qui y existe habituellement est celle de la serrurerie, dont on voit un grand nombre d'étalages, et d'ouvrages assez jolis, en fer poli, et dont on fait des envois assez considérables à Paris, où on les imite.

La nature de la terre est humide, sablonneuse et légère.

La roche schisteuse granitique forme la base de toute la chaîne de ces montagnes; elles sont un champ fertile et curieux pour le naturaliste qui veut les explorer. Pour tous les renseignemens désirables à ce sujet, on consultera particulièrement avec fruit la thèse de M. le docteur Jacquot (Strasbourg, 1813).

Les bornes de cet ouvrage ne me permettent pas de m'étendre sur ce sujet d'une manière spéciale.

CHAPITRE II.

PROPRIÉTÉS CHIMIQUES ET PHYSIQUES DES EAUX.

Les sources minérales de Plombières sont, comme on le sait, assez nombreuses. Les unes sont froides, c'est-à-dire ne s'élèvent pas au-delà de 14° Réaumur; les autres marquent de 21° à 50° 1/2 Réaumur.

Toutes les eaux de ces sources, dans leur état de pureté, sont parfaitement limpides et sans odeur; leur saveur est nulle, ou à peu près, à l'exception de la ferrugineuse de la promenade; cela a lieu seulement lorsqu'elles sont fraîchement puisées, car si elles restent vingt-quatre heures exposées à l'air libre et à la lumière, elles prennent un goût fade, nauséeux, très-désagréable. Il ne se forme de précipité que dans celle ferrugineuse, il est floconneux, jaunâtre, et l'odeur en est hydro-sulfureuse.

Leur température est invariable dans toutes les saisons. Des auteurs (1) qui ont écrit anciennement sur ces eaux,

(1) Il en est un fort grand nombre que je ne citerai pas ici, ce qui demanderait trop de temps. Il suffira de savoir que la plupart des ouvrages sur ce sujet remontent déjà à une époque assez éloignée de l'immense révolution qui s'est faite dans la chimie et l'art de guérir, pour qu'ils présentent un vif intérêt et une grande utilité pratique. Sous ce rapport, il faut cependant excepter le *Traité des maladies chroniques* du docteur Martinet, de Plom-

entre autres Didelot et Lemaire, ont pourtant assuré le contraire. Les expériences nombreuses de mon père, et les miennes propres, m'ont démontré l'inexactitude de cette assertion. Le premier de ces médecins, homme de mérite d'ailleurs, citait, comme un fait à l'appui de son opinion sur les variations de la température des eaux, les vapeurs qui s'échappent en plus ou moins grande abondance de l'eau thermale exposée dans des réservoirs à l'air libre, selon l'état de l'atmosphère, faisant remarquer qu'elles étaient beaucoup plus abondantes par un temps froid et humide, et à peine visibles par la chaleur et la sécheresse. Les lois de la physique la plus simple nous ont expliqué ce phénomène; et tout le monde sentira facilement que le froid condensant les vapeurs aqueuses, surtout lorsque l'atmosphère est déjà saturée d'humidité et ne peut par conséquent en absorber davantage, elles y restent en suspension et sont alors plus visibles.

On doit aussi attribuer cette prétendue variation dans la chaleur thermale, à la différence des sensations chez différens individus, selon leurs dispositions et leur sensibilité particulière.

L'abondance des sources ne varie jamais, à l'exception encore de la source ferrugineuse et des savonneuses, ce dont on connaît les causes.

On prétend qu'à l'époque du fameux tremblement de

bières (1805), et l'*Essai sur les eaux minérales de Plombières*, par mon père, en 1802, qui sont les deux ouvrages les plus récens sur ce sujet.

J'oubliais de citer aussi une petite brochure sur le *Mode d'action des eaux de Plombières*, par un ex-vétérinaire, officier de santé du lieu, M. Léon Turc; on conçoit qu'il soit difficile à un auteur de ce nom de faire fortune de nos jours.

terre de Lisbonne, dont la secousse se fit sentir aussi à Plombières, les eaux thermo-minérales, particulièrement celles de la source à 50° 1/2 Réaumur, se troublèrent et devinrent laiteuses pendant quelques minutes. Mais il n'existe aucune preuve assez authentique de ce fait, pour qu'il ne soit pas au moins permis d'en douter.

Des expériences assez peu positives, il est vrai, et qu'a révoquées en doute M. Lonchamp, qui les a répétées d'une manière à peu près concluante, tendaient à prouver que l'eau thermo-minérale conservait son calorique naturel plus long-temps que l'eau ordinaire échauffée à la même température. Cette opinion était généralement admise jusqu'alors et publiée par différens auteurs très-recommandables (1), par mon père lui-même. Mais les expériences de M. Lonchamp, rapportées dans son ouvrage sur les eaux de Vichy (2), prouvent que, pendant la première heure seulement, le refroidissement marche plus lentement dans les eaux thermo-minérales naturelles; mais cette marche devient identique dans l'une comme dans l'autre. Des expériences nombreuses ont aussi prouvé que l'eau thermale mettait plus de temps à bouillir.

La cause de la chaleur des eaux a long-temps été, et sera probablement long-temps encore, un problème difficile à résoudre, quoique quelques personnes le regardent comme résolu maintenant. Un grand nombre d'hypothèses ont été émises à ce sujet, ayant chacune leur degré de probabilité. Les uns ont voulu l'expliquer par l'électricité,

(1) M. Fodéré, *Journ. compl. du Dict. des Sc. médic.*, t. VI. — M. Guersent, *Dict. de méd.* en 20 vol., t. VII, p. 258.

(2) *Analyse des Eaux minérales et thermales de Vichy*, faite par ordre du Gouvernement, 1825 (1 vol. in-8°).

le fluide galvanique, les autres par la décomposition naturelle des pyrites; une autre opinion la fait provenir du moment même de la formation de l'eau par la combinaison de ses principes, l'hydrogène et l'oxigène. L'opinion la plus ancienne, celle qui devait se présenter assez naturellement à l'esprit, et la plus facile à concevoir, était que cette chaleur thermale provenait de foyers volcaniques souterrains, qui échauffaient plus ou moins les eaux, suivant qu'elles s'en rapprochaient davantage dans leur cours; c'est en partie l'opinion de M. Berzélius, consignée dans les Annales des mines. Enfin, nous ne nous sentons pas moins portés à admettre, comme M. Lonchamp le pense, et comme le pensait feu M. de Laplace, ainsi que d'autres savans, que cette chaleur des eaux minérales dépend de la situation plus ou moins profonde de leurs réservoirs souterrains. Cette opinion est fondée sur des expériences faites assez récemment sur la chaleur de l'intérieur des mines, laquelle augmente en raison de leur profondeur; c'est encore ce qu'ont semblé prouver les résultats obtenus par les puits artésiens.

La différence de température des sources peut aussi dépendre, malgré ces différens systèmes, de leur mélange avec d'autres eaux froides qu'elles rencontrent dans leur trajet souterrain. Les matières salines dont elles sont chargées ne peuvent-elles pas aussi contribuer à leur affinité pour le calorique? Mais, objectera-t-on, pourquoi les eaux minérales artificielles ne jouiraient-elles pas aussi de cette propriété? Raison de plus qui prouverait encore l'impossibilité d'imiter la nature, d'en saisir les secrets. Au reste, toutes ces opinions ne sont que des hypothèses qui ne peuvent être d'aucun résultat avantageux pour l'application thérapeutique de ce moyen puissant dans un grand nombre de maladies. La pesanteur des eaux minérales dont nous parlons est moindre que celle de l'eau ordinaire.

J'ai imaginé de réunir dans un seul tableau leur pesanteur spécifique à côté de leur température, afin de faire juger d'un seul coup-d'œil toutes les différences qui existent entre elles. (*Voir le tableau ci-joint.*)

Mon intention n'est pas de faire un traité complet sur les propriétés physiques et chimiques des eaux de Plombières (cette tâche serait beaucoup trop au-dessus de mes forces), mais de donner seulement un aperçu de leurs principes constituans, et particulièrement de faire connaître les cas pathologiques dans lesquels elles sont non-seulement efficaces, mais encore d'un secours quelquefois merveilleux et inespéré. Je ne pourrais dire, en outre, que peu de choses sur l'analyse de ces eaux, par la raison que M. Lonchamp, qui s'en est occupé d'une manière spéciale, et sur les lieux mêmes, publiera sans doute, enfin, le résultat des travaux analytiques qu'il a été chargé de faire, et dont j'ai eu l'honneur d'être témoin. C'est en attendant cette intéressante publication que ce savant, aussi profond que modeste, a bien voulu me permettre de faire connaître une faible partie des résultats presque immédiats qu'il a obtenus, et dont le public a été privé jusqu'alors par l'insouciance du ministère précédent, qui supprima ses fonctions, dans lesquelles il faut espérer qu'il sera réintégré par un Ministre éclairé, méprisant l'arbitraire, et auquel plusieurs hommes de mérite doivent déjà leur réhabilitation.

Quoique les analyses qui ont été faites jusqu'alors fussent contradictoires ou incomplètes à raison des progrès toujours croissans de la chimie, comme il est cependant

TABLEAU de la température et de la pesanteur spécifique des eaux de Plombières.

DÉSIGNATION DES SOURCES.	TEMPÉRATURE.		PESANTEUR (*).	
	Centigrade.	Réaumur.	Poids dont il faut charger le plateau.	Pesanteur spécifique.
Source du grand bain, à gauche	63,40	50 1/2	68,71	295,690
Id. *id.* à droite	55,00	44,	«	«
Id. du crucifix ou du chêne	50,00	40,	68,70	295,680
Id. de la maison n° 122	23.90	19,	«	«
Id. du Bain des Dames	52,50	42,	68,68	295,660
Id. en face, sous la rue	61,25	49	68,71	295,690
Id. *id.* arrivée au Bain Tempéré	52,60	42,	«	«
Id. Müller, du Bain Royal	32,62	26,	68,68	295,660
Id. première, *id.*	56,00	45,	«	«
Id. seconde, *id.*	43,70	35,	«	«
Id. des étuves, *id.*	54,40	43 1/2	68,69	295,670
Id. Simon (sur la route)	35,00	28,	68,63	295,610
Id. *id.* au Bain Tempéré	32,19	26,	«	«
Id. de l'étuve Bassompierre	62,40	50,	«	«
Id. du Bain des Capucins	52,50	42,	68,66	295,640
Id. nouvellement découverte dans le jardin royal	26,35	21,	«	«
Id. savonneuse du Grand-Bain	18,00	14 1/2	68,63	295,610
Id. *id.* du jardin du Bain Royal	15,50	12 1/2	68,62	295,600
Id. ferrugineuse, Bourdeille	15,00	12,	68,615	295.595
Eau distillée	14.00	11 1/4	68,665	295,615

(*) *Nota.* La température atmosphérique était à 14° centigrade ainsi que celle de l'eau distillée qui a servi de terme de comparaison. Les différentes espèces d'eau sur lesquelles on a expérimenté ont préalablement été ramenées au même degré.

nécessaire de fixer l'opinion publique sur la composition de ces eaux, par la raison qu'elle doit influer naturellement sur l'économie animale, j'en dirai seulement quelques mots. Avant tout, je ferai remarquer qu'il s'est glissé une erreur bien grave dans l'esprit de quelques médecins, même très-recommandables, qui placent encore les eaux de Plombières parmis les eaux sulfureuses. La cause d'une opinion aussi étrange ne peut provenir que de ce qu'en ont dit plusieurs observateurs anciens, qui, dans une époque assez reculée, ont écrit sur ces eaux, et pensaient qu'elles contenaient du soufre et du bitume, par la raison seule, sans doute, que les conduits où on la laissait croupir exhalaient une odeur sulfureuse ammoniacale, laquelle vient de la décomposition et de l'altération de quelques-uns de leurs principes, entre autres de celui qu'on nomme *végéto-animal*, qu'elles déposent sur les parois des vases dans lesquels elles sont exposées à la lumière. Le nom que porte l'endroit qui possède ces trésors de la nature semble indiquer aussi qu'une autre opinion des anciens, sur ces eaux, était qu'elles contenaient du plomb.

Ces deux opinions sont également fausses, controuvées, par un grand nombre d'expériences, tant anciennes que nouvelles, et il importe de rectifier ces jugemens erronnés.

M. Orfila lui-même, dont le nom se rattache à tant de travaux importans, a commis une erreur, sans doute de transposition, dans son article des Eaux minérales en général, du Dictionnaire de médecine (tom. VII, pag. 252), en classant celles de Plombières parmi les *eaux ferrugineuses acidules*. On verra aussi plus avant, qu'elles ne peuvent pas non plus être placées au nombre des *eaux salines purgatives*. Suivant une classification médicale, la place qui leur convient davantage, à coup sûr, est celle que leur ont assignée M. Guersent, dans son article du Dictionnaire déjà cité : *Eaux minérales, toniques et stimulantes*, et M. Alibert : *Eaux salines thermales.*

Vingt-cinq ans avant M. Longchamp, M. Vauquelin était le dernier qui eût fait une analyse spéciale des eaux de Plombières. Mais malheureusement, ce chimiste célèbre ne put expérimenter, en partie, que sur des eaux privées de leur calorique, de leur vitalité, pour ainsi dire, et souvent même impures. On sait, en outre, tous les progrès qu'a faits depuis la chimie, et auxquels ce chimiste distingué a lui-même si puissamment contribué.

M. Longchamp, spécialement chargé depuis, par le Gouvernement, d'un nouveau travail analytique, vint s'en occuper sur les lieux, dans le courant de l'été de 1823, et les résultats de ses opérations ont dû naturellement être beaucoup plus exacts et plus en rapport avec l'état actuel de la science.

M. Vauquelin est le premier qui y eût constaté, par des expériences chimiques, la présence d'un principe gélatineux particulier auquel ces eaux doivent leur espèce d'onctuosité; ce principe, il l'a qualifié de *végéto-animal;* M. Longchamp l'a retrouvé dans les eaux de Barrèges, Saint-Sauveur, Vichy, etc., et a cru devoir lui donner le nom de *barrégine;* on le retrouve aussi dans un grand nombre d'autres eaux thermo-minérales.

J'ai vu souvent cette substance flotter après les parois des réservoirs d'eau minérale, sous forme d'animalcules ou de flocons albumineux, ronds, diaphanes, longs de six lignes environ, offrant au microscope des espèces de stries transversales imperceptibles, extrêmement difficiles à saisir, se dissolvant presque immédiatement après leur sortie de l'eau, et présentant enfin une sorte d'organisation. Je ne l'ai jamais observée que dans l'eau conservée à l'air libre depuis plusieurs jours, dans des réservoirs en bois.

Des eaux froides, la ferrugineuse contient une faible quantité de carbonate de fer et forme sur les parois des réservoirs un dépôt ochreux; sa surface se couvre aussi d'une pellicule irrisée, comme dans toutes les eaux de même nature.

Les eaux dites *savonneuses*, outre les principes des eaux thermales, contiennent, en dissolution, quelques atomes de *silicate de chaux*, qui contribuent à leur donner une teinte opaline imperceptible. La roche d'où elles sortent est de nature schisteuse, et contient dans ses fissures une substance blanche disposée en filons, médiocrement friable, onctueuse au toucher, ressemblant à du savon blanc, happant à la langue lorsqu'elle a été desséchée. On pourrait facilement la prendre pour de l'alumine pure, et ce n'est autre chose que du *silicate de chaux*, ainsi que s'en est assuré M. Barruel.

A défaut d'autre analyse, je vais rapporter celle de classement faite par les réactifs, par M. Longchamp, sur l'eau des principales sources comparativement :

1° *Source du Grand-Bain*. Elle verdit le sirop de violettes, ne produit aucun effet sur la teinture de tournesol, ni sur celle de noix de galle; la baryte y produit une teinte louche, ainsi que le nitrate d'argent; l'oxalate d'ammoniaque n'y produit qu'une teinte très-peu louche, elle l'est davantage par l'eau de chaux.

2° *Source du Crucifix*. Elle verdit le sirop de violettes, rougit la teinture de tournesol; l'eau de chaux y produit un précipité blanc floconneux qui devient plus abondant après l'ébulition de l'eau : elle ne produit aucun effet avec la teinture de noix de galle; la baryte la trouble légère ment; le nitrate d'argent lui donne une teinte un peu louche, ainsi que l'oxalate d'ammoniaque.

3° *Source du Bain des Dames.* Elle verdit le sirop de violettes, rougit la teinture de tournesol, ne produit aucun effet sur la teinture de noix de galle : elle prend une teinte légèrement opaline avec l'eau de chaux, et blanchâtre avec la baryte; le nitrate d'argent la rend très-peu louche, elle le devient davantage par l'oxalate d'ammoniaque.

4° *Source savonneuse du Grand-Bain.* Sirop de violettes, nul effet; eau de chaux, nul effet; baryte, nul effet; la décoction de noix de galle, le nitrate d'argent et l'oxalate d'ammoniaque y produisent une teinte louche légère.

5° *Source Bourdeille.* Elle verdit le sirop de violettes, rougit la teinture de tournesol; la noix de galle la colore en violet, qui devient plus foncé avec le temps; l'eau de chaux la colore d'abord légèrement en jaune pâle et y produit ensuite un précipité floconneux jaunâtre; la baryte n'y produit aucun effet sensible; le nitrate d'argent finit, à la longue, par y produire une teinte violacée; l'oxalate d'ammoniaque n'y produit aucun effet.

De ces simples expériences il résulte que ces eaux sont alcalines, à un faible degré il est vrai, mais non pas acidulées.

M. Vauquelin, d'après l'analyse qu'il a faite, en 1802, a cru reconnaître dans les eaux thermo-minérales seulement les substances suivantes, dans les proportions indiquées, pour une livre d'eau, savoir : sulfate de soude, 1 grain 1/6; carbonate de soude, 1 grain 1/12; muriate de soude, 5/8 grain; carbonate de chaux, 1/4 grain; silice, 2/3 grain; matière végéto-animale, 1/2 grain; ces différens sels sont supposés à l'état de cristallisation, mais non de siccité.

La précision et les soins avec lesquels ont été faites les expériences de M. Longchamp feront connaître au juste la quantité de ces diverses substances, ou les corps nouveaux que ces eaux pourraient contenir. Peut-être lui est-il réservé d'y constater la présence de *fluates*, de *phosphates*, ou de la *strontiane* que M. Berzelius a découverte dans les eaux de *Carlsbad*.

La source froide, dite Bourdeille, a, comme on le sait déjà, la saveur propre à toutes les eaux ferrugineuses; elle est plus ou moins prononcée selon la quantité de carbonate de fer qu'elles contiennent; celle-ci n'en contient guère plus d'un huitième de grain par livre.

Quelques personnes prétendent trouver aux eaux thermo-minérales, une saveur alcaline, lixivielle : pour moi, j'avouerai qu'en aucun temps et dans leur état de pureté, je n'ai pu leur découvrir cette qualité. On sait, du reste, qu'en certaines circonstances que j'ai indiquées, elles peuvent contracter une odeur nauseuse et comme hydro-sulfureuse fort désagréable, mais qui alors est un effet de leur décomposition, surtout des sulfates.

J'ai recueilli, au coulant en fer de la source du Bain des Dames, une espèce de concrétion stallactiforme en très-faible quantité, laquelle avait une saveur très-alcaline, comme la potasse ou la soude, et soluble en partie dans l'eau; cette substance m'a semblé être formée de carbonate de soude et de silice.

Tous les bassins dans lesquels l'eau thermo-minérale est reçue, et où elle séjourne quelque temps, sont tapissés d'un enduit verd-noirâtre, plus ou moins foncé, et abondant suivant qu'elle y a séjourné plus ou moins de temps.

Cet enduit, souvant flottant dans l'eau, est presque impalpable et d'une extrême onctuosité, comme on le sait.

Quelques jours après sa formation, il se détache des parrois des bassins et vient y surnager sous forme d'une espèce de mousse quelquefois très-abondante.

C'est cette substance que plusieurs ont appelée *conferve,* et qu'ils ont regardée comme appartenant au règne végétal; mais il est vraisemblable qu'elle provient de la décomposition de cette matière végéto-animale de M. Vauquelin, dont j'ai parlé. Elle est très-abondante dans le bassin du Grand-Bain, par la raison qu'il est exposé à l'air libre, et qu'il n'est vidé qu'une fois ou deux au plus par semaine; elle est fort peu apparente dans les bassins couverts où l'on se baigne habituellement.

Du reste, je n'entrerai pas en discussion sur cette matière, d'autres que moi se chargeront, s'ils le veulent, de résoudre la question; j'ajouterai seulement que cette substance, après s'être détachée du fond et des parois du bassin, exhale, comme l'eau elle-même, une odeur hépatique, marécageuse, et dégage beaucoup d'azote par la dessication qui la réduit à un très-petit volume.

Les eaux de Plombières contiennent des gaz libres; il s'échappe de la source thermale des Capucins particulièrement, une assez grande quantité de globules inodores, qui, par instans, font bouillonner l'eau.

Etant recueillies dans une éprouvette où l'on a mis de la tournure de cuivre et sur laquelle on verse de l'acide nitrique, il se dégage à l'instant une certaine quantité de vapeurs d'un jaune orangé, qui, d'après les affinités chimiques démontrent la présence de l'oxigène et de l'azote comme dans l'air atmosphérique, et à peu près dans les mêmes proportions.

La présence de l'air atmosphérique est rare dans les eaux minérales. Les gaz qu'elles contiennent le plus communément sont l'hydrogène sulfuré, l'azote et l'acide carbonique. On sait qu'il s'échappe des bulles de même nature, mais en moindre quantité, au Bain Royal ainsi qu'au Grand-Bain. Nous verrons quel avantage on peut retirer de l'usage thérapeutique de ce gaz, comme des eaux elles-mêmes.

CHAPITRE III.

MODE D'ADMINISTRATION DES EAUX ;

LEUR ACTION SUR L'ÉCONOMIE ANIMALE ET HYGIÈNE DES BAIGNEURS.

§ 1. On emploie, à Plombières, les eaux sous toutes les formes possibles ; en bains généraux ou locaux, en douches de toutes formes, en boisson et en vapeurs. Elles sont amenées du lieu où elles sourdent au lieu où elles sont employées, par des canaux ou conduits en plomb, en bois ou en ciment ; et tempérées l'une par l'autre ou à l'aide du refroidissement naturel, et ensuite distribuées selon les besoins du service. On a déjà pu voir de quelle manière elles l'étaient dans plusieurs établissemens.

Les bains dont on fait habituellement usage à Plombières, sont tempérés ou chauds, c'est-à-dire de 26 à 33° R., et au-delà même; mais alors ce sont plutôt des immersions que des bains. On a déjà vu que, dans les bassins publics, la température était fixée invariablement pour chacun d'eux : ainsi ceux du Bain Tempéré sont de 26° à 28° R. ; au Bain Royal de même ; au Bain des Capucins de 30° à 35° R. Les bains froids ou frais ne sont point ou à peine en usage à Plombières : nous verrons l'effet des uns et des autres sur l'économie animale.

Une amélioration qu'on doit encore aux instances de mon père, c'est le remplacement successif des baignoires en bois par d'autres en cuivre; le Bain Royal est le premier qui ait participé à ce perfectionnement, qui depuis s'est étendu au Bain Tempéré.

L'établissement possède, en outre, des fauteuils portatifs propres aux bains de siége.

Les bains sont partiels ou généraux. Leur durée est subordonnée à l'ordonnance du médecin, d'après une foule de circonstances et leur degré de température; ils peuvent être de quelques minutes jusqu'à trois heures consécutives, quelquefois même au-delà. Le malade n'en sort, lorsque les cas l'exigent, que pour aller à la douche ou au bain de vapeurs; souvent même il y rentre après la douche; affublé d'une longue chemise de laine épaisse, il n'est point exposé aux refroidissemens dans ces trajets.

Les bains pris dans les bassins communs, en pleine eau, pour ainsi dire, ont, selon moi, de grands avantages, tant directs qu'indirects, sur ceux pris dans des baignoires, à raison, d'abord, de la pression bien plus grande que doit y exercer, sur toute la périférie du corps, une masse d'eau beaucoup plus considérable, et qui, comme celle des baignoires, n'a pas le désavantage de se refroidir aussi vite, étant incessamment renouvelée par des coulans d'eau afférens et déférens. Les principes minéraux de l'eau doivent, à raison de ce renouvellement continuel, s'y présenter, par conséquent aussi, en plus grande abondance, à l'absorption cutanée, chose qui semblerait devoir être à considérer (quoique cette absorption soit révoquée en doute par plusieurs physiologistes).

D'un autre côté, je sais tous les inconvéniens de ces bassins publics, de ces réunions nombreuses, encore que les règles de la bienséance et de la politesse y soient rigoureusement prescrites et observées; à part aussi l'inconvénient de ne pouvoir graduer à son gré la température de ces bains, ils auraient, dans plusieurs circonstances, par l'effet de la distraction qu'on y trouve, un avantage incontestable sur ceux pris isolément, en cabinet surtout, si les personnes qui s'y réunissent étaient assurées de n'y trouver jamais que la société de gens qu'elles connaissent particulièrement : mais malheureusement cela ne peut être ainsi; c'est là l'inconvénient de tous les lieux publics.

Autrefois les piscines étaient beaucoup plus fréquentées qu'elles ne le sont aujourd'hui; on prenait aussi beaucoup plus de bains à domicile. Les cabinets particuliers étant devenus plus convenables aux habitudes et aux goûts actuels, il en a été construit un plus grand nombre, comme on a pu le voir déjà, par suite des instances réitérées de mon père.

Avant le bain ou pendant sa durée, il est d'usage de boire, d'après ordonnance toutefois, de l'eau minérale ou quelque émulsion, quelquefois même un bouillon; on doit cependant s'abstenir de boire quoi que ce soit, si, au sortir du bain, on doit recevoir la douche sur l'abdomen ou prendre un bain de vapeurs.

Les effets du bain en général sont variables selon sa température; la plus usitée est entre les 25° et 28° R. Ses effets ne sont pas alors très-différens de ceux d'un bain d'eau ordinaire; ils ont été parfaitement décrits par M. Rostan, dans l'article *Bains* du *Dictionnaire de médecine.* Lorsqu'il est chaud, c'est-à-dire au-delà de 28° et jusqu'à

36° R., et quelquefois plus, il détermine les effets très-marqués de tous les bains à cette température, avec cette différence seulement que la chaleur en est toujours plus supportable, et cause une sensation moins pénible que si elle était artificielle. D'ailleurs, à une haute température, ce sont moins des bains que des affusions ou des immersions, dont on ne fait usage que dans certains cas de rhumatisme ou de paralysie. On verra, au surplus, les cas dans lesquels ces différentes espèces de bains ont été employées avec avantage. Dans un but dérivatif, on emploie souvent aussi les pédiluves chauds, qu'on rend même quelquefois irritans.

Dans un bain tempéré, on éprouve ordinairement une douce sensation de chaleur et un quiétisme parfait, quelquefois même une certaine propension au sommeil; après y être resté quelquefois deux ou trois heures, loin d'être fatigué, on se trouve au contraire plus dispos; les fonctions se font avec plus de régularité, de facilité, et l'appétit est ordinairement plus développé. Si le bain est plus chaud, une douce moiteur couvre le corps; la peau, dont les capillaires sont injectés, est rosée; quelquefois il y a un peu d'altération; la propension au sommeil est plus grande; souvent même, il y a de la céphalalgie et un petit mouvement fébrile.

En général, plus le bain est chaud, moins sa durée doit être prolongée; car il pourrait déterminer une fièvre très-intense et des symptômes apoplectiques qui deviendraient funestes.

Les bains s'associent, dans le traitement des maladies, avec tous les autres moyens thermaux ou pharmaceutiques.

Les cas dans lesquels on les emploie sont extrêmement nombreux; nous y reviendrons. Ils constituent ordinairement la base du traitement en usage à Plombières; quelquefois, cependant, ils ne sont employés que pour favoriser l'action des autres moyens.

Les cas qui réclament impérieusement leur emploi, et où leur efficacité est incontestable, sont quelques affections chroniques de l'estomac, des viscères abdominaux, de la peau; certaines affections nerveuses; quelques rhumatismes musculaires et ophthalmies; certains vices de la menstruation, et quelques autres affections encore des organes génito-urinaires. On pourra juger de toute l'utilité de ce moyen thérapeutique dans ces différentes affections, et puiser d'excellens préceptes d'application dans les ouvrages ex-professo de Bordeu, quoiqu'un peu vieillis, et dans celui de M. le professeur Alibert.

Les douches sont, comme on le sait, de plusieurs sortes: les unes sont descendantes, d'autres obliques, d'autres enfin ascendantes. L'appareil destiné à recevoir l'eau thermale, situé à la partie supérieure du cabinet de douche, est une sorte de vaste entonnoir, percé à son fond d'un trou qui se bouche à volonté au moyen d'une soupape. Il est garni d'une canule à laquelle on peut adapter des tuyaux en cuir ou en tissu de dimensions variables; quelquefois c'est une simple canule dont l'ouverture peut avoir de deux à six lignes de diamètre, rarement plus, et fournit une colonne d'eau non interrompue, du même diamètre, dont la force, dans celles dites de Tivoli, peut être graduée à l'aide d'un robinet, d'autres fois par le raccourcissement ou l'allongement du tuyau. On y adapte aussi, selon le besoin, une canule en tête d'arrosoir, percée de plusieurs petits trous.

Le malade peut recevoir la douche sur toutes les parties du corps, soit debout, assis ou couché, sur la tête, les extrémités ou le tronc. On peut se faire une idée de la force que doit avoir une colonne d'eau de cinq ou six lignes, par exemple, tombant perpendiculairement d'une hauteur de plus de dix pieds. C'était celle presque uniquement en usage anciennement à Plombières, et qu'on appelle actuellement encore la *grande douche*. Cependant elle était loin de convenir à tous les individus, dans toutes les maladies, et réclamait des modifications essentielles sous le rapport de la forme, du volume, en rapport avec les divers cas. Mon père avait commencé depuis long-temps ces réformes utiles : des douches en arrosoir furent établies, des tuyaux de ralonge de différentes grandeurs et flexibles purent dès-lors être dirigés dans tous les sens par le malade lui-même ou par une main étrangère ; cette impulsion a été suivie, et le temps a amené des améliorations réelles qui ne feront que s'accroître encore, il faut l'espérer.

La douche, en tombant sur la peau, produit une sensation particulière dépendant de la forme et du volume de la colonne d'eau ; la plus forte, tombant de la plus grande hauteur qu'elle peut acquérir, est souvent difficile à supporter, même pour les personnes fortes ; elle produit un sentiment de pesanteur extraordinaire et de brisement incommode dans la partie qui y est exposée ; moins forte, l'effet en est aussi moins marqué. Bientôt on sent un frémissement, puis un fourmillement accompagné d'un engourdissement auxquels succèdent une chaleur et une rougeur variables selon les tempéramens, la violence, la température et la durée de la douche ; celle en arrosoir a une action peu marquée.

La durée ordinaire des douches qu'on prescrit à Plombières, est de cinq à trente et trente-cinq minutes ; pendant tout ce temps, tantôt on la promène sur toute l'habitude du corps, c'est la douche générale ; tantôt on la fixe sur l'organe malade pour opérer, par exemple, une résolution; d'autres fois enfin, loin du siége de la maladie dans un but dérivatif. On doit, autant que possible, aider cette action par des frictions et l'opération qu'on nomme le massage.

C'est particulièrement dans les engorgemens atoniques des viscères, des articulations, les rhumatismes, et quelques affections de la peau que ces moyens sont vraiment précieux. Ils ont triomphé, entre des mains habiles, de plusieurs affections réputées incurables, et contre lesquelles avaient échoué tous les moyens pharmaceutiques: telles sont les maladies qu'on nommait autrefois obstructions du foie, de la rate, des glandes, du mésentère, du pancréas, du pylore même, et de quelques paralysies; mais il faut une prudence extrême, un discernement et une habitude des plus grands dans la pratique des eaux minérales, pour diriger leur action; car on ne peut pas se dissimuler qu'elle ne soit éminemment excitante, et que sans l'expérience nécessaire, on pourrait s'exposer en la dirigeant inconsidérément vers un organe, siége d'une désorganisation, d'une inflammation latente, ou non encore parvenue à un état assez chronique, développer de nouveau une irritation trop vive, une sorte de récrudescence inflammatoire qu'on ne pourrait peut-être plus maîtriser, et qui pourrait avoir les résultats les plus funestes, comme on en a eu des exemples sur des malades dont l'état avait été mal connu, et que des médecins, connaissant peu l'action des eaux, y avaient envoyés ou dirigés.

C'est ainsi que des moyens héroïques deviennent souvent, entre des mains inhabiles, des instrumens de destruction; c'est encore à l'emploi des eaux minérales et thermales, quoique moyen innocent en apparence, que pourrait s'appliquer ce précepte. C'est donc comme dérivatif que doit être employé de préférence ce moyen thérapeutique puissant, parce qu'alors il offre plus de sécurité et plus de chance de succès.

Pour les douches ascendantes, l'appareil ne diffère du précédent qu'en ce que le tuyau descendant est en métal, et, par cette raison, fixe et immobile. Ces douches sont destinées à injecter le rectum ou le vagin : dans le premier cas, l'extrémité du tuyau recourbé est terminée par une canule mobile, de manière qu'elle fait une saillie convenable au-dessus du niveau du tabouret sur lequel s'assied le malade pour le recevoir.

Dans le second cas, l'appareil ne diffère qu'en ce que la canule qu'on adapte au tuyau fixe, dont j'ai parlé tout à l'heure, est olivaire, percée de plusieurs petits trous, et fixée elle-même au bout d'un tuyau flexible qui en permet l'introduction dans le vagin. Dans l'une et l'autre de ces douches, comme dans celles dites de Tivoli, les malades, au moyen d'une soupape ou robinet à leur portée, peuvent arrêter ou modérer la violence et le volume du jet d'eau. Tel est l'état dans lequel je les ai vus au bain tempéré depuis nombre d'années; ce procédé n'était donc point inconnu à Plombières, et il ne manquait que son application à toutes les autres douches. La dénomination de douche ascendante, proprement dite, est assez inexacte; cependant j'ai cru devoir conserver cette division admise depuis long-temps.

Les deux dernières espèces de douches dont je viens de parler, sont très-recommandables dans un grand nombre de cas; on se sert communément des rectales, ou dans le but de remédier à la constipation qui accompagne ordinairement l'usage des eaux, ou dans celui de tonifier la membrane muqueuse du gros intestin. On y a recours une ou plusieurs fois dans la journée, ou seulement de temps en temps, selon les cas. Ainsi, on l'emploie contre les flux diarrhéiques-atoniques, contre le relâchement et la chute du rectum. Mon père s'est souvent servi aussi de cette douche comme dérivatif, en raccourcissant la canule, afin de produire une espèce d'irritation, et rappeler ou déterminer une fluxion hémorrhoïdale en titillant l'orifice de l'anus.

Les douches vaginales sont d'un grand avantage dans les cas d'engorgement chronique du col de l'utérus, et les leucorrhées chroniques avec ou sans relâchement de la muqueuse vaginale. Elles seraient nuisibles, au contraire, si la maladie était encore inflammatoire, si elle avait passé à la dégénérescence cancéreuse, ou si quelques-uns de ses annexes en étaient atteints. On peut en dire autant de toutes les autres espèces de douches.

Dans quelques paralysies apoplectiques, les premières, à une température assez élevée, ont été très-utilement employées comme révulsifs ou dérivatifs.

On associe souvent aux moyens thermaux d'autres agens thérapeutiques très-puissans aussi, tels que les moxas, les ventouses, les saignées, les sétons et les vésicatoires. Cependant, comme ces moyens par eux-mêmes constituent une médication assez énergique et suffisante pour expliquer les plus belles cures, sans qu'on pût les attribuer exclusivement et constamment aux eaux, j'isolerai, autant que possible, leur action propre de toute autre étrangère, en la réduisant à leur mode d'administration le moins compliqué, afin d'en faire mieux juger. Le reste rentre dans la pathologie générale. Il est rarement des cas, à la vérité, où l'on ne soit pas obligé d'y recourir.

Les étuves ou bains de vapeurs sont aussi un moyen puissant, on pourrait même dire héroïque, très-usité à Plombières. Ces bains sont partiels ou locaux et généraux. Il a déjà été question des appareils propres aux uns et aux autres ; l'action des derniers est beaucoup plus marquée, plus énergique. Ainsi, par exemple, dans les étuves Bassompierre ou du Grand-Bain, le corps entier est plongé dans la vapeur d'un cabinet noir dont on referme soigneusement la porte sur le patient : bientôt il se trouve livré aux angoisses d'une suffocation qui lui paraît imminente, mais qui, peu à peu, se dissipe pour faire place à une transpiration abondande, et quelquefois à une certaine propension au sommeil. Autrefois, cette espèce d'étuve était la seule en usage ; la plus chaude se nommait l'Enfer, et son nom seul excitait à juste titre l'effroi des malades.

A part, du reste, la répugnance que peut d'abord inspirer ce moyen thérapeutique, il est certain qu'il est d'un avantage extrême dans un grand nombre de cas, dans les maladies surtout dépendant d'un défaut de transpiration, ou de la suppression accidentelle de cette excrétion, et les métastases fâcheuses qui en sont la suite. Ils sont, enfin, d'un puissant avantage dans les cas où l'on veut opérer une révulsion ou une dérivation nécessaire. Leur usage exige d'ailleurs les précautions les plus grandes. Il est nécessaire de se garantir parfaitement du contact de l'air extérieur à la sortie, et de se reposer pendant une heure ou deux dans un lit chaudement préparé avant de s'y exposer.

La durée du bain de vapeurs, soit général, soit local, n'a rien de fixe : on a déjà vu qu'on ne le prescrivait pas au-delà de trente à trente-cinq minutes ; rarement on en fait un usage journalier. Pour ne pas fatiguer, il est bon d'alterner avec les douches, et de ne les prendre ainsi que de deux jours l'un. On n'en commence généralement l'usage qu'après avoir pris quelques bains tempérés pour y disposer favorablement l'économie.

La température des chambres est variable : dans celle de Bassompierre, je l'ai trouvée de 46° à 49° R, et de 33° à 36° R. dans celle du Bain-Royal; au Grand Bain, elle est variable selon les temps et la direction du vent, à cause d'un vice de construction sur lequel mon père a déjà plusieurs fois appelé l'attention.

Nous arrivons tout naturellement à parler d'un autre genre de bain de vapeur local, qui peut-être est l'unique dans tous les établissemens d'eaux thermo-minérales, et auquel on n'accorde pas à Pombières toute l'importance qu'il mérite : je veux parler de la douche de vapeur utérine, qui se prend sur le trou des Capucins et au Bain Royal; et je crois bien faire en attirant l'attention sur ce sujet.

Ainsi j'ai dit, à propos du Bain des Capucins, que du fond du pavé, sortait par un trou rond, une source à 42° R. qui alimente le bain, et qu'avec l'eau s'échappaient, à des intervalles inégaux, des bulles de gaz souvent très-abondantes; que des expériences avaient démontré que ce gaz était un mélange d'azote et d'oxigène, à peu près dans les mêmes proportions que dans l'air atmosphérique. On a pu pressentir le puissant avantage qu'on pourrait retirer de cet agent thérapeutique, surtout combiné au calorique, lorsqu'il s'agirait de ranimer ou d'exciter l'action d'un organe tel que celui de la matrice et de ses annexes, éteinte, affoiblie, ou même pervertie par quelque affection chronique, idiopathique ou sympathique, de nature nerveuse, inflammatoire, ou même constitutionnelle.

L'appareil fort simple, usité jusqu'alors, consiste en un tabouret, percé d'une lunette, qui se place sur le trou, et sur lequel s'assoient les femmes auxquelles cette fumigation est prescrite. Là, telle qu'une pythonisse nouvelle sur son trépied, la beauté reçoit les oracles du dieu d'Epidaure, et y puise ce feu sacré dont elle embrase nos ames. Mais à ce trépied, très-poétique d'ailleurs, on pourrait, il me semble, substituer plus avantageusement un autre appareil fumigatoire disposé en forme d'entonnoir renversé, ou de cône, terminé par une large canule de gomme élastique, susceptible d'être introduite dans le vagin et jusqu'au col de la matrice. Mon observation ne sera pas perdue sans doute pour la pratique, si on réfléchit à l'action puissamment stimulante de ce moyen et à l'efficacité dont il peut être dans quelques cas de stérilité dépendant de l'atonie des organes génitaux ou d'engorgement du col, dont on pourrait obtenir ainsi la résolution. Je n'ai pas besoin de dire avec quelle circonspection un moyen pareil doit être employé. Malgré l'imperfection de celui actuellement en usage, il n'a pas moins joui long-temps d'une grande réputation : le ridicule a, seul, pu le faire négliger, mais non abandonner; car mon père a eu occasion de l'expérimenter plusieurs fois.

L'action immédiate des bains de vapeurs en général, est aussi trop connue pour que j'en entretienne mes lecteurs d'une manière plus particulière. Elle est la même pour les eaux thermo-minérales que pour les eaux ordinaires, suivant les différentes températures auxquelles on les administre, sauf, je le répète, la différence de sensation produite par le calorique naturel ou artificiel.

Les résultats qu'on obtient de ces bains sont nombreux. Pour se convaincre de leur efficacité et de leurs immenses avantages, on peut consulter l'ouvrage de M. Rapou de Lyon, s'il ne suffisait pas, d'ailleurs, des cures évidentes qu'on obtient chaque jour dans la pratique ordinaire avec les bains de vapeurs simples ou médicinaux.

L'effet des bains de vapeurs étant donc bien connu, je ne rapporterai pas d'une manière plus détaillée les symptômes auxquels ils donnent lieu par leur action immédiate sur la membrane muqueuse pulmonaire et la peau : tels sont l'accélération de la circulation et de la respiration, la turgescence des capillaires cutanés, la transpiration abondante qui l'accompagne, et les symptômes cérébraux qui en sont quelquefois la suite. Ce serait encore ici le lieu de réveiller les discussions physiologiques sur l'action absorbante de l'organe cutané. Je m'abstiendrai néanmoins de toute digression qui m'entraînerait trop loin de mon sujet, et je dirai que cette action, qu'on ne peut au moins révoquer en doute dans l'organe pulmonaire, m'a semblé être constamment révulsive, résolutive ou dérivative. C'est sans doute aussi cette sorte d'onctuosité dont sont douées les eaux de Plombières, qui les rend avantageuses dans quelques affections cutanées ou même nerveuses, et qui modère leur propriété excitante ou la modifie.

On peut rendre ces bains médicinaux, ainsi que ceux d'eau commune ou minérale, en y ajoutant des substances aromatiques, émollientes, narcotiques ou minérales, selon les indications particulières qu'on a à remplir. Ainsi on y fait entrer quelquefois le mercure ou le sulfure de potasse pour les maladies syphilitiques ou herpétiques, dont ces préparations accélèrent la guérison, en modifiant avantageusement leur nature.

On n'a ordinairement recours à ces moyens que dans les cas d'affections rebelles aux moyens thermaux ordinai-

est d'un usage fréquent et avantageux, malgré la faible proportion de fer qu'on sait déjà qu'elle contient. Il est assez d'usage d'en boire plusieurs verrées, comme des eaux thermales, soit au bain, soit après; plus ordinairement, cependant, on la boit aux repas; la quantité, du reste, n'est nullement déterminée pour les unes comme pour les autres, attendu qu'elle ne peut l'être que d'après la nature de la maladie, l'état du malade, etc.; on l'associe alors au vin généreux; car c'est principalement dans les cas d'atonie, de défaut de vitalité, qu'on l'administre.

Elle est, comme on peut s'en assurer par le tableau comparatif des pesanteurs spécifiques, celle qui se rapproche le plus de l'eau distillée; pourtant elle est quelquefois plus difficile à digérer que l'eau du Crucifix ou la Savonneuse : on pourrait sans doute attribuer cet effet à la privation de l'air ou à l'absence du calorique qui lui donne une sorte de crudité; mais les bases métalliques y contribuent plus puissamment encore.

C'est un remède tonique apéritif, ainsi qu'on le nommait autrefois; il est diurétique et quelquefois aussi laxatif, mais à haute dose seulement. On l'emploie avec succès dans la chlorose, certains dérangemens de la menstruation, soit idiopathiques, soit sympathiques, c'est-à-dire liés à une affection gastro-intestinale chronique ou à une affection nerveuse, et enfin dans quelques maladies catarrhales ou calculeuses des voies génito-urinaires; on emploie dans le même but, ainsi qu'on le verra, l'eau ferrugino-gazeuse de Bussang. Toutes ces eaux, tant chaudes que froides, prises en boisson, conviennent parfaitement dans les affections chroniques des voies digestives, suite d'une phlegmasie ancienne et souvent latente, qui a fini par jeter dans une atonie profonde l'organe qui en était le siége, tels que l'estomac, les intestins, le foie, la rate, le pancréas, etc.; de là tous les différens symptômes de ces maladies si communes, qu'on désignait autrefois sous les noms symptomatiques de dispepsie, anorexie, flatulences, diarrhées, obstructions, ictère, etc., etc.

Long-temps les eaux de Plombières ont joui d'une réputation lithontriptique dans la gravelle; il est très-certain qu'elles calment les douleurs néphrétiques, qu'elles favorisent beaucoup l'excrétion des calculs et préviennent la formation de nouveaux. Je suis loin de dire qu'elles contribuent à leur dissolution; mais ne pourrait-il pas être permis de penser que leur usage peut en prévenir la formation, particulièrement de ceux dont l'acide urique est la base? C'est surtout dans ces cas, où l'on combine la boisson des eaux de Plombières avec celles de Contrexeville et de Bussang, dont on retire un excellent effet. Mon père prescrit souvent l'addition de bi-carbonate de potasse. Leur usage a procuré quelquefois aussi l'excrétion de calculs biliaires. Toutes les affections rhumatismales et les ulcères chroniques en reçoivent aussi l'influence la plus heureuse.

Dans plusieurs circonstances, la boisson de l'eau thermale fatigue l'estomac, excite des nausées; alors on est obligé d'en suspendre l'usage ou de la couper de lait, de petit-lait, ou d'une infusion théiforme légère, de sirop, etc.; ou bien, dans quelques cas, comme on l'a vu, on y substitue avantageusement l'eau savonneuse. Ordinairement leur usage provoque de la constipation, on est alors très-souvent obligé de la combattre par des sels neutres, ou quelques minoratifs, lorsque les lavemens ou les douches ascendantes ne suffisent pas, ce qui arrive assez fréquemment. Les cas dans lesquels elles relâchent sont rares; ce n'est que dans une certaine disposition du corps, ou quel-

res; souvent on en obtient aussi un effet calmant par la simple addition de quelques gouttes d'acétate de plomb. Ces diverses médications rentrent d'ailleurs dans la classe ordinaire des moyens thérapeutiques généraux qui sont à la disposition de tout le monde, sans qu'il soit nécessaire d'aller les chercher à plus de cent lieues de chez soi.

Cependant quelques personnes, n'ayant nulle expérience des eaux minérales, ne comprennant pas bien leur action toute spéciale, et, voulant la faire plier à leurs pitoyables sophismes que l'expérience confond tous les jours, croient devoir leur associer constamment des auxiliaires médicamenteux, comme ceux dont je viens de parler. Elles ne se doutent probablement pas que leur doctrine est pernicieuse pour les établissemens thermaux qu'elles doivent avoir intérêt à soutenir, puisqu'elles assimilent par là les eaux minérales naturelles aux eaux communes, chargées artificiellement de principes minéraux. Je suis loin, du reste, de contester l'efficacité de celles-ci dans certains cas : mais il est généralement reconnu par les esprits sages et sensés, qu'elles diffèrent essentiellement des premières par des principes et des qualités que nous ne pouvons définir. C'est là l'opinion des auteurs recommandables que j'ai déjà cités. Tout ce que je viens de dire pourra s'appliquer aussi à ce qui va suivre.

Les eaux de Plombières s'administrent en boissons chaudes ou froides, coupées ou seules. Les eaux chaudes, dont on fait ordinairement usage, sont, comme on le sait, celles du Crucifix et du Bain des Dames. Le plus souvent on les boit à leur température naturelle ou à peu près; chose qui étonnera peut-être quelques personnes étrangères à l'usage des eaux minérales thermales naturelles, et qui croient pouvoir juger leurs effets par analogie, en les rapprochant de ceux produits par les eaux minérales artificielles, ou même l'eau commune. Tout le monde sait, en effet, qu'il est presque impossible d'avaler sans douleur de l'eau ordinaire échauffée à 35° R, et même à moins, tandis que l'eau minérale naturelle à ce degré, et jusqu'à 40° R. et plus, procure, pendant la déglutition, un sentiment de chaleur dans les premiè res voies, qui non-seulement n'est point incommode, insupportable, mais qui est même agréable, et qui l'est d'autant plus, que la température se rapproche davantage de celle citée. On en fait aussi usage aux repas, refroidie; elle est très-aérée, plus légère que l'eau commune froide.

A quoi attribuer ces différens effets du calorique? Qui nous dira pourquoi les végétaux qu'on arrose de ces eaux, y puisent une vigueur nouvelle? pourquoi la rose semble y briller d'un éclat plus vif, et pourquoi flétrie, penchée sur sa tige, elle y retrouve sa fraîcheur et la vie? Que de phénomènes nous chercherions en vain à expliquer! celui produit par le calorique *natif* ou *vital* est, sans contredit, l'un des plus curieux.

Parmi les eaux minérales froides employées en boisson, sont, comme on le sait, les Savonneuses et la Bourdeille. Les premières ne sont pas d'un usage extrêmement ancien. Le docteur de Rouvroi, l'un de mes aïeux, en conseilla le premier l'usage vers la première moitié du XVIIIe siècle. On les emploie assez souvent aussi pour mitiger l'eau thermale quand l'estomac a peine à digérer celle-ci. D'autres fois on les boit après les avoir fait chauffer au bain-marie. Il existe un grand nombre d'autres sources froides qui n'ont aucuns caractères minéraux, et qui servent aux usages domestiques; la fontaine Godé, près l'hôtel de l'Ours, est celle qui jouit de la plus grande faveur.

L'eau de la Fontaine Ferrugineuse, dite Bourdeille,

quefois après en avoir bu en grande quantité, ainsi que je l'ai dit, qu'elles occasionnent cet effet, comme de vingt à trente verrées; mais il est rare qu'on aille jusque-là, le plus grand nombre des buveurs, même des plus intrépides, ne pourrait supporter cette épreuve; la plupart boivent de cinq jusqu'à quinze verrées dans le cours de la journée, sans en être nullement incommodés. Il est cependant indispensable de n'aller que graduellement et très-doucement, afin d'étudier la susceptibilité des malades qui est extrêmement variable. Les infusions que j'ai dit pouvoir y être associées sont celles de fleurs de tilleul, d'oranger, sucrées, qui la rendent en même temps antispasmodique. En général, on doit les administrer pures autant que possible. Seulement il est nécessaire d'en savoir parfaitement diriger l'usage.

Malgré les cures nombreuses et certaines, obtenues par la boisson des eaux de Plombières, et tellement connues, qu'elles sont même devenues banales, croirait-on que, depuis peu, on ait tenté de les déshériter de tous leurs titres à la reconnaissance publique, en les excluant formellement de la pratique? Mais cette rêverie d'un cerveau creux ne mérite pas qu'on s'y arrête. Je ne parlerai pas non plus de quelques autres systèmes absurdes, résultant de l'ignorance clinique ou des combinaisons d'un charlatanisme ambitieux, et qu'il vaut mieux laisser tomber dans l'oubli, puisqu'ils ne sont basés sur aucun fait digne de confiance, ni sur aucun raisonnement solide. De tout temps on a bu les eaux, et de tout temps on en a observé de salutaires effets.

En résumé, l'action des eaux de Plombières, sous quelle forme qu'on les administre, est donc d'abord stimulante en général. Cette stimulation peut, selon les circonstances, être tonique, résolutive, révulsive ou dérivative. L'essentiel est de la diriger. Le premier degré suffit souvent pour rétablir l'équilibre des forces vitales, et ramener les fonctions organiques à leur type normal, ou, au moins, les modifier avantageusement, et enfin opérer la résolution; dans d'autres circonstances, cette première action n'est pas suffisante, et il devient nécessaire de tenter la révulsion ou la dérivation par un plus grand développement et une plus grande énergie de moyens.

Ces modifications, dans la vitalité organique, se font quelquefois graduellement, et sont à peine perceptibles. Il faut alors une grande habitude pour les saisir et les distinguer; mais, très-fréquemment, le malade éprouve des mouvemens fébriles plus ou moins prononcés, parfois très-intenses, de la douleur et de l'altération dans les fonctions des organes affectés, un changement notable dans la nature, la fréquence et l'abondance des sécrétions; quelquefois il se développe des affections cutanées sympathiques, qui terminent la maladie. Parfois aussi, durant le traitement thermal, il se manifeste des symptômes de pléthore gastrique ou sanguine, qui nécessitent la suspension des exercices thermaux et l'emploi des évacuations alvines ou sanguines; on sait que ces moyens agissent souvent aussi comme révulsifs ou dérivatifs, et ils sont souvent employés dans le but de déterminer cette action, selon qu'on le juge convenable.

Dans certains cas d'engorgement sanguin ou d'embarras circulatoire des viscères abdominaux, encéphaliques ou des membres, au moyen des douches plus ou moins actives, stimulantes, on est parvenu, en révcillant la vitalité directe, ou en produisant une excitation et une fluxion artificielle dérivative, à débarrasser les organes primitivement affectés. C'est ainsi que le développement favorisé ou rappelé d'un flux hémorrhoïdal a souvent été d'un grand avantage pour débarrasser les organes abdominaux et encéphaliques, et rétablir la régularité de leurs fonctions.

Durant l'époque de la menstruation, on suspend les exercices thermaux; de là vient, sans doute, que la durée d'une saison a été primitivement fixée à vingt-un jours. Ce court espace de temps est loin de suffire, dans la majorité des cas, pour opérer un effet salutaire très-marqué, il faut ordinairement, pour cela, deux ou trois saisons, et souvent même beaucoup plus.

Dans un grand nombre de cas, le traitement des affections organiques par les eaux minérales naturelles, tant chaudes que froides, est purement pratique; empirique même, si l'on veut, mais d'un empirisme sage, raisonné et éclectique, en un mot. Ainsi, disons-le, c'est en vain que souvent on voudrait expliquer leur mode d'action dans certaines circonstances, tous les raisonnemens et tous les systèmes échouent; quelquefois même, ils sont en contradiction évidente avec les faits et l'expérience, qui seuls subsistent et parlent plus haut que tout le reste.

Dans ces derniers temps, les eaux minérales et leur pratique ont été généralement assez négligées et peu appréciées par beaucoup de médecins systématiques, qui, voyant constamment et partout irritation, et effrayés des ravages causés par cet agent de l'inflammation, tremblent à la seule idée d'employer un excitant quelconque. Il est vrai, je le répète, que ce moyen thérapeutique, comme tous ceux de la même nature, demande à être manié habilement. Aussi est-ce bien aux eaux minérales que se fait, et que doit se faire la véritable médecine hippocratique, la médecine critique. Une longue pratique peut donc seule donner l'expérience nécessaire, je le répète, dans cette partie de l'art médical, et le droit d'y diriger le traitement des malades (1); aussi doit-on s'étonner des dissertations et des conseils de quelques médecins qui ne connaissent ces eaux que de nom, ou n'en ont observé, pour la première fois, les effets que pendant un séjour très-court.

Les cas dans lesquels l'emploi des eaux de Plombières est contraire ou nuisible, sont en général les phlegmasies aiguës et récentes, quelques-unes de celles qui affectent une marche subaiguë, sujettes à des exaspérations plus ou moins fréquentes, et, en général, dans les cas où il existe encore une sorte d'état inflammatoire dans la partie siége de la maladie, caractérisé par de la douleur, de la chaleur, de la rougeur et de la tuméfaction à un degré variable, quoique pourtant un ou même plusieurs de ces symptômes ne soient pas toujours un motif d'exclusion. Ainsi, ce serait non-seulement en vain qu'on tenterait de résoudre un en-

(1) C'est aussi pourquoi une place d'Inspecteur des Eaux minérales ne devrait pas dépendre du pouvoir discrétionnaire d'un préfet, et par là devenir (comme on vient d'en avoir un exemple) la récompense de basses intrigues, de serviles flatteries, et de l'incapacité de quelques créatures, aux dépens d'hommes d'une réputation intacte, d'un mérite connu, et surtout d'une expérience consommée. De pareils scandales n'auraient pas lieu, si ces nominations étaient l'objet d'un concours, ou seulement dans les attributions de l'Académie royale de médecine, qui, sur la présentation des candidats faite par le premier médecin du Roi, ou par la commission des Eaux minérales même, aurait à examiner et à juger les titres de chacun, saurait écarter l'intrigue et la faveur, et ne présenter à la ratification ministérielle qu'un choix digne d'elle et de tout le corps savant. Ce serait aussi le plus sûr moyen d'avoir des hommes capables de résoudre dignement, et par eux-mêmes, les questions importantes proposées au Gouvernement pour être adressées à MM. les inspecteurs, par M. Emery, rapporteur de la commission (séance du 20 novembre 1828). Le lecteur indulgent voudra bien me pardonner encore cette disgression, en faveur du motif bien naturel qui l'excite.

gorgement mésentérique présentant tous les symptômes précédens, au moyen des douches fortes, par exemple; mais, c'est qu'en outre, on y développerait infailliblement un travail plus inflammatoire, qui, ne pouvant plus amener la résolution, se terminerait par suppuration, et ne pourrait avoir qu'une issue funeste. Dans ces cas, l'induration est la chose la plus désirable, et alors les eaux sont non-seulement impuissantes, mais encore c'est que, si cette induration avait quelque disposition à devenir squirrheuse, une médication trop active la ferait passer promptement à cet état, et de là à l'état cancéreux. Il en est de même pour tous les autres organes. Les poumons sont, en général, ceux qui en reçoivent l'influence la moins heureuse; la marche de la phthisie tuberculeuse en est singulièrement accélérée. Cependant, mon père les a employées, sans inconvénient, dans la simple phthisie pulmonaire, au second degré. Elles diffèrent essentiellement, sous ce rapport, de celles du Mont-d'Or, si savamment administrées par M. le docteur Bertrand. Elles sont mortelles pour les anévrysmatiques et les individus d'un tempérament éminemment sanguin et irritable. Elles conviennent peu dans les paralysies apoplectiques (quoique cependant dans ces cas on en fasse assez souvent usage), ainsi que dans les hémorrhagies internes et les hydropisies; elles sont tout au moins inutiles contre les quistes de toute espèce, les ankiloses confirmées et certaines maladies cutanées. Elles ne peuvent qu'être nuisibles aussi, quand la maladie est à un degré trop avancé, et qu'il y a un commencement de désorganisation qu'accompagne souvent l'œdème, ce qui est cause que quelquefois on voit périr des malades qui ont été envoyés aux eaux, en désespoir de cause, par leurs médecins, qui souvent eussent mieux fait de ne pas les exposer aux fatigues du voyage même.

Les signes extérieurs de phlegmasie n'excluent pas toujours, comme je l'ai dit, l'emploi des eaux minérales. Lorsqu'autrefois la physiologie et la pathologie avaient fait moins de progrès, on les employait presque indistinctement dans toutes les maladies, à peu d'exceptions près; cette pratique, tout en faisant connaître les cas dans lesquels cet agent était nuisible, a aussi servi à la pratique, en faisant voir ceux dans lesquels il était avantageux; or, il l'a été dans des circonstances, où, de nos jours, on se fût bien gardé de le tenter. Je n'en citerai que deux exemples authentiques, quoique peu détaillés. Le premier est celui du duc Henri II de Lorraine, qui, au rapport de Berthemin, son médecin, vint à Plombières, où il prit les eaux, à deux reprises différentes, pour *des douleurs très-fortes et très-aiguës dans l'estomac, et dont il guérit parfaitement;* le second est celui du duc Charles IV de Lorraine, qui les employa dans les mêmes circonstances et avec un égal succès. Ces deux cas sont les plus remarquables parmi les anciens, mais on pourrait en citer beaucoup d'autres analogues : tant il y a que les nuances et les symptômes des maladies sont souvent extrêmement variés, et peuvent induire en erreur sur la nature de la maladie et la marche du traitement à suivre. Aussi j'avouerai que, dans les cas douteux de ce genre, il serait beaucoup plus prudent de s'abstenir de tout moyen stimulant, et de n'administrer les eaux qu'avec une grande réserve et un tâtonnement très-modéré.

Il est bon de dire aussi que souvent les résultats des exercices thermaux sont ou peu marqués, ou peu durables, ou peu avantageux, par la raison que les malades commettent quelquefois des imprudences, des écarts de régime surtout, ou que le temps, pendant lequel ils font usage des eaux, n'est pas assez long. Une seule saison ne suffit pas toujours, ainsi qu'on se l'imagine. Que peut faire un traitement de vingt-un jours contre une maladie qui souvent compte plusieurs années d'existence? La durée véritable d'une saison doit donc être subordonnée à l'état du malade et aux progrès de la maladie. L'action des eaux est quelquefois très-lente, et peut ne se faire sentir que long-temps après même qu'on en a cessé l'usage.

Les règles hygiéniques qu'on doit suivre lorsqu'on fait usage des eaux de Plombières, ne sont pas l'article le moins intéressant, elles ont une influence directe très-grande sur l'action et les résultats qu'elles produisent.

D'abord, quant à l'air et aux lieux, les vents d'est et d'ouest, qui, comme on le sait déjà, règnent le plus fréquemment dans la vallée de Plombières, rendent les nuits, ainsi que les soirées et les matinées, extrêmement fraîches et humides. Alors la peau assouplie, dont les pores sont dilatés par l'effet des bains, de la boisson, etc., et dont les fonctions, telles que la sensibilité et la perspiration, sont augmentées, n'en est que plus disposée à être affectée. Aussi peut-on dire que le rhumatisme est endémique dans la vallée; c'est pourquoi il est prudent de rentrer chez soi aussitôt après le coucher du soleil, et de n'en pas sortir le matin avant neuf ou dix heures, à moins d'être chaudement vêtu, quoiqu'étant bien portant et ne faisant même usage des eaux que par agrément, afin de ne pas être exposé à une suppression de transpiration, qui arrête non-seulement l'effet avantageux des eaux, mais encore ne fait qu'aggraver ou compliquer la maladie première.

Il est donc nécessaire de prendre, en quelque sorte, la hauteur du thermomètre pour règle journalière de sa toilette. Il n'est guère possible, en tous cas, de se dispenser d'en faire au moins quatre dans le cours de la journée. Une chose essentielle aussi est de régler minutieusement l'emploi de son temps. Le meilleur est de se baigner et de terminer tous ses exercices thermaux d'assez bonne heure, pour pouvoir se reposer quelque temps avant le déjeuner, particulièrement afin que la boisson soit parfaitement digérée.

Quant aux alimens, on sait que l'intempérance est une des causes les plus ordinaires des maladies, et qui les entretient ou les exaspère. Un régime diététique sévère est indispensable dans la plupart des cas, et pourtant la diète est la chose la plus difficile à faire observer chez presque tous les malades, et le croirait-on? par ceux mêmes qui manquent d'appétit : beaucoup d'autres croient aussi pouvoir se livrer impunément au premier qu'ils éprouvent par l'effet du bain ou de la boisson; mais ils sentent bientôt tous les inconvéniens de leur imprudence, qui quelquefois nécessite la suspension de toute médication pendant un temps plus ou moins long. Un seul écart de régime peut faire perdre tout le fruit de plusieurs saisons. Il faut bien distinguer ces accidens de l'excitation et des différens symptômes produits par l'action des eaux, qui est quelquefois trop vive, et qu'on doit s'attacher à modérer et à diriger.

Le régime le plus convenable doit être, en général, analeptique; souvent le végétal a parfaitement réussi. Il doit être, d'ailleurs, subordonné au genre de maladie, à l'idiosyncrasie et à l'état des forces du malade. C'est au médecin à le régler pour chacun, selon les circonstances. Les heures de repas en commun, autrement dit, à table d'hôte, ainsi qu'est la coutume dans toutes les maisons, même bourgeoises, où il y a plusieurs étrangers, sont ordinairement de onze heures pour le déjeûner, et de cinq à six pour le dîner. Dans l'intervalle de ces deux repas, la chaleur est souvent si accablante, qu'elle empêche de se livrer à la promenade. C'est néanmoins le moment le plus convenable pour cet exercice. Pris avec la modération et les précautions nécessaires, la distraction qu'il procure, ainsi que celle d'une société agréable, sont des moyens principalement recommandables dans les affections nerveuses, hypochondriaques, etc., et sont de puissans auxiliaires à l'action des eaux minérales; on pourrait même dire que les moyens gymnastiques et hygiéniques lui sont indispensables. Habilement combinés, ils ont amené des cures tout-à-fait inespérées, et, pour ainsi dire, miraculeuses.

« Les plaisirs bruyans et tumultueux, qu'on rencontre » fréquemment aux eaux minérales, ne conviennent point » à tous les malades; celui qui veut qu'elles soient utiles à » sa santé, doit en conséquence s'en priver. Toutes les per- » sonnes souffrantes ne sauraient supporter, sans un préjudice » notable pour leur susceptibilité nerveuse, le tourbillon » et la gêne des assemblées nombreuses. Il en est dont l'ame » a besoin de calme et de tranquillité, tandis qu'il en est » d'autres auxquelles la plus grande dissipation et des dis- » tractions continuelles sont infiniment salutaires. »

(ALIBERT.)

Je ne parlerai pas du zèle outré de quelques personnes auxquelles le désir et l'impatience de guérir font commettre des imprudences d'un autre genre, et qui, croyant mieux faire, prennent deux bains par jour, quelquefois autant de douches, et se gorgent d'eau minérale; ces maniaques se voient encore assez fréquemment aux eaux comme partout ailleurs, mais ils n'ont généralement pas à se louer de cette pratique extravagante.

Les saisons les plus propices pour prendre les eaux sont la fin du printemps et celle de l'été; les chaleurs souvent excessives des mois de juillet et août ne sont pas aussi favorables que celles des mois de juin ou septembre. Quelquefois elles ont été employées en hiver, mais ce ne peut être sans des précautions excessivement minutieuses.

J'ai passé assez rapidement en revue tout ce qui pouvait intéresser sur l'établissement de Plombières, et je crois en avoir dit assez pour en faire sentir toute l'importance politique et médicale. Les médecins expérimentés trouveront une foule d'applications de ce moyen thérapeutique dans des cas qui font habituellement le désespoir de la médecine, et contre lesquels ont échoué tous les moyens les plus énergiques et les plus rationnels. Afin de joindre l'expérience au précepte, je rapporterai un assez grand nombre d'observations cliniques diverses des cas les plus fréquens prises au hasard, et, pour la plupart, dans les notes de mon père.

Ces observations seront classées dans l'ordre suivant :

1° Maladies des voies digestives ;

2° Maladies des organes génitaux et urinaires ;

3° Maladies des articulations, des os et des muscles, rhumatismes ;

4° Maladies cutanées, ulcères ;

5° Maladies de l'encéphale et des nerfs, névroses.

CHAPITRE IV.

OBSERVATIONS.

MALADIES DES VOIES DIGESTIVES.

1° Mlle Clau....., agée de 20 ans, d'un tempérament lymphatique, mal réglée, depuis deux ans, se plaignait de douleurs habituelles dans l'estomac, elle éprouvait presque journellement des vomissemens après l'ingestion des alimens; il y avait une constipation opiniâtre, le pouls n'était point fébrile, mais plutôt lent et irrégulier: en le palpant, mon père s'assura qu'il y avait une grande sensibilité de la région épigastrique, sans engorgement et sans autre altération; les bains tempérés d'une heure tous les jours, pendant ce temps, la boisson de quelques verrées d'eau thermo-minérale, l'eau ferrugineuse froide aux repas, la douche générale, légère pendant quelques minutes, et enfin, quelques prises de magnésie, avec la canelle en poudre, suffirent pour rétablir entièrement la malade dans l'espace de quarante jours.

2° Mme Ro....., âgée de 47 ans, éprouvait de fréquentes et vives douleurs de l'estomac et du bas-ventre, elle digérait très-péniblement et très-lentement le peu d'alimens légers qui lui avaient été indiqués; il y avait constipation habituelle, les règles avaient cessé depuis quelque temps, la malade éprouvait fréquemment des éructations acides, elle était, d'ailleurs, d'une constitution grêle et nerveuse. En la palpant, on sentait des engorgemens dont le mésentère semblait être le siége. Les bains tempérés, la boisson d'eau thermale, coupée de moitié de petit-lait, furent employés pendant plusieurs saisons. On obviait à la constipation, lorsqu'elle était opiniâtre, par quelques grains de carbonate de magnésie, si les lavemens d'eau minérale savonneuse ne suffisaient pas. Peu à peu les acides se calmèrent et les fonctions rentrèrent dans l'ordre naturel; cependant il existait encore un peu d'engorgement du mésentère, lors du dernier voyage que fit la malade à Plombières, contre lequel on ne crut pas nécessaire de rien tenter.

3° M. F**, d'un tempérament sec, nerveux, âgé de 50 ans, éprouvait depuis très-long-temps une sensibilité particulière de la région épigastrique, accompagnée parfois seulement d'anorexie; il ne digérait qu'avec une extrême difficulté le peu d'alimens choisis qu'il prenait; le pouls était naturel. L'usage de l'eau thermale, d'abord coupée d'un peu de lait, ensuite pure, fut portée à trois verrées le matin, à jeun, et un quatrième dans l'après-midi; au sortir du bain, le malade recevait la douche chaude sur les extrémités inférieures; la constipation qui existait fut combattue, et céda aux douches ascendantes; le malade, satisfait de son état, revint à Plombières pendant deux années consécutives; pendant la dernière, mon père lui fit administrer la douche sur tout le corps, ce qui assura son parfait rétablissement.

4° Mlle M......, âgée de 26 ans, d'un tempérament bilioso-nerveux, avait été atteinte d'une gastrite, à laquelle on opposa les sangsues, les émolliens et la diète, ce qui n'apporta aucun soulagement, pendant plus de six mois que fut exactement suivi le régime. Cet état avait débuté par de l'anorexie. A une répugnance extrême pour les viandes, survinrent enfin des vomissemens très-fréquens mucoso-bilieux, et de toute espèce d'alimens, peu après leur ingestion. C'est dans cet état que Mlle... vint à Plombières. M. Garnier, qui alla la voir à son arrivée, lui interdit absolument la boisson des eaux thermales; fatiguée de ne voir aucun changement dans son état, elle consulta mon père, qui, après avoir reconnu l'état de la malade, dont les forces diminuaient de jour en jour, et dont les fonctions perspiratoires cutanées étaient supprimées, crut devoir prescrire la boisson d'eau thermale, les douches générales, après les bains tempérés prolongés, ainsi que quelques étuves entières. Les fonctions de la peau se rétablirent, les vomissemens cessèrent. Long-temps avant son départ de Plombières, qui eut lieu après quarante jours de ce traitement, Mlle... commençait à manger avec appétit quelques alimens légers; quelques mois après, elle s'est mariée, et a eu depuis une couche heureuse.

5° M. F. de R..., âgé de 32 ans, d'une constitution bilioso-lymphatique, vint à Plombières pour une affection gastro-hépatique, caractérisée par la sensibilité extrême de l'épigastre des petit et moyen lobes du foie, la distension des hypochondres, et par des taches jaunes disséminées sur la peau; le malade éprouvait, en outre, le cortége incommode des affections de ce genre, de l'anorexie, des flatuosités, de la céphalalgie, et souvent des constrictions spasmodiques de l'épigastre et de la gorge; la bouche était mauvaise, et il y avait une grande constipation. Les eaux de Vichy avaient été prescrites par M. le docteur Latour père, l'année précédente, mais on n'en avait pas obtenu tout l'effet désiré.

Mon père ordonna donc les bains tempérés assez longs, et la boisson de l'eau thermale, coupée avec le petit lait, aiguisé d'acétate de potasse; il prescrivit la douche ascendante, d'abord de deux jours l'un, puis chaque jour; le malade fut doucement évacué le cinquième jour avec la limonade minérale, qui procura des selles copieuses jaunâtres et muqueuses, qui devinrent plus abondantes et plus liées, lorqu'on fit prendre, au moment du repas, un mélange de poudre de carbonate, de potasse et de camomille (le malade ayant trop de répugnance pour la rhubarbe); à la fin de cette première saison, le malade fut doucement purgé, et une troisième fois encore, après la deuxième saison, dans le cours de laquelle il ne but que l'eau thermale pure le matin, et aux repas celle de Bussang.

5° *bis*. Mme F.... de R.... fut traitée en même temps que son mari pour une affection à peu près semblable et à peu près de la même manière; tous deux se rétablirent parfaitement, et en témoignèrent souvent leur reconnaissance à mon père. Cette médication, comme bien d'autres, dans le cours de ces observations, sera traitée par quelques praticiens d'empirique, d'ontologique. Chaque système n'a-t-il pas ses raisonnemens? La médecine qui guérit, est, à mon avis, meilleure que celle qui raisonne.

6° M. Du..., âgé de quarante ans, d'un tempérament bilieux, exténué par la campagne et les fatigues du siége de Mayence, était atteint d'une gastro-entéro-hépatite-chronique, caractérisée par la jauneur de la peau, une diarrhée fatigante, la tension et la sensibilité des régions épigastrique et hypochondriaque; le malade avait éprouvé antérieurement la répercussion d'une éruption psorique; mon père prescrivit d'abord une application de sangsues à l'anus, des topiques émolliens sur la région hépatique, les bains à 28° et la boisson de l'eau thermale; cette dernière ayant un peu fatigué, on y substitua l'eau savonneuse. Pendant la seconde saison, on associa les douches graduées sur l'abdomen aux étuves générales; il s'ensuivit des sueurs abondantes, une diminution et un changement notable dans la quantité et la nature du flux diarrhéique et des urines, et enfin l'apparition d'une éruption psorique, qui fut traitée et guérie par les moyens appropriés. Durant tout le temps de ce traitement, il se manifesta souvent des mouvemens fébriles qui firent suspendre les exercices thermaux; le régime diététique fut aussi rigoureusement prescrit. M. Du... partit parfaitement rétabli; depuis, il est revenu souvent à Plombières pour d'autres affections; il avait recouvré une partie de son embonpoint; l'engorgement du foie, qui s'était fait sentir, avait disparu entièrement.

7° Mme Dés....., âgée de quarante-sept ans, était venue à Plombières pour combattre une fièvre tierce, occasionnée par une splénite, laquelle avait cédé à la boisson de l'eau thermale aiguisée de sulfate de soude, aux douches graduées et aux bains tempérés. Cinq ans après, Mme Dés..... revint aux eaux pour un ictère, suite d'une vive et subite frayeur. La maladie datait de quatre à cinq mois; la malade ressentait de vives douleurs dans la région hépatique; l'eau thermale coupée de petit-lait aiguisé, ne passant qu'avec peine, on y substitua une infusion légère de taraxacum, on prescrivit, outre les bains journaliers de 26 à 28 degrés, les douches ascendantes et descendantes graduées; une décoction de tamarins émétisée fut le seul minoratif employé à deux reprises durant le traitement. La malade rendit plusieurs calculs biliaires; les règles, qui avaient été supprimées pendant la maladie, furent rappelées au moyen des douches appropriées; la malade, qui avait perdu beaucoup de son embonpoint et de ses forces durant la maladie, se rétablit parfaitement dans un mois de séjour à Plombières, et n'en partit pas sans témoigner sa vive reconnaissance à mon père.

8° Le fils de cette dame avait été atteint en même temps qu'elle d'une fièvre tierce dont il était impossible de déterminer positivement le siége; elle céda aussi à la boisson de l'eau thermale pure, particulièrement les jours d'accès, prise au lit, les autres jours au bain ou en se promenant : aucune fonction n'était troublée d'une manière notable.

9° Mme d'O..., d'un tempérament bilieux, âgée de trente ans, éprouvait, depuis quatre ans, de la sensibilité et de la douleur à la région épigastrique; les digestions étaient très-lentes et pénibles, et souvent accompagnées de lipothymies; on ne sentait aucun engorgement dans l'abdomen; la boisson de l'eau thermale, le matin à jeun, fut graduellement portée de trois à six verres, plus un dans le cours de l'après-midi; tous les jours, un bain tempéré d'une heure et demie. Ce traitement, continué pendant une saison, suffit pour faire disparaître tous ces accidens.

10° M. B..., âgé de trente-trois ans, d'une constitution sanguine-nerveuse, avait, dans un accès de démence, pris une dose énorme d'oxide d'arsenic : des secours prompts et efficaces lui sauvèrent la vie; mais il lui était resté une semi-paralysie des membres, particulièrement des extrémités inférieures, ainsi que des douleurs très-fréquentes et très-vives de l'estomac, qu'un traitement très-sage et très-doux n'avait pu faire disparaître depuis plus d'une année. A cette époque, on jugea nécessaire l'emploi des eaux de Plombières; le malade était dans l'état que je viens de décrire : la démence n'existait plus. Mon père prescrivit l'usage des eaux thermales coupées d'abord de lait le matin à jeun; les bains de 28° R. et la douche sur les extrémités par intervalles, la saignée du bras, les sangsues à l'anus et les lavemens d'eau thermale furent employés à différentes reprises : au moyen de ce traitement pendant deux saisons, son état s'améliora très-sensiblement, à commencer par les fonctions de l'estomac et du canal alimentaire, dont les douleurs cessèrent totalement. La première année, le malade commença à marcher à l'aide d'un bâton, et à se servir assez facilement de ses mains; à la troisième année, il ne restait que peu de faiblesse, il marchait très-librement, et pouvait même écrire et se raser. La cure a pu dès-lors marcher d'elle-même, et un reste de tremblement se dissiper.

11° M. de la Framb..., âgé de cinquante ans, était atteint, depuis plusieurs mois, d'une fièvre quarte qui ne l'empêchait pas de céder à un appétit boulimique qu'il éprouvait les jours apyrétiques, ne pouvant d'ailleurs nullement s'astreindre à un régime diététique sévère.

Mon père prescrivit la boisson de l'eau thermale à la dose d'une huitaine de verrées à prendre à des intervalles de vingt minutes, et le bain tempéré tous les jours; ces moyens, aidés de quelques légers minératifs toniques, triomphèrent de cette affection, et les fonctions digestives reprirent leur type naturel, qui était seul troublé.

12° M. Bonard, officier retraité, âgé de quarante ans, d'un tempérament bilieux, était affecté, depuis plus de deux ans, d'une fièvre quarte qui l'avait jeté dans un état de faiblesse extrême; il avait tenté, pour s'en débarrasser, une foule de moyens plus ou moins énergiques et irrationnels, qui n'avaient fait qu'aggraver son état. L'abdomen était indolent, excepté à la région hépatique, où l'on sentait que le foie était manifestement engoué. Les jambes étaient légèrement œdémateuses; malgré cela, les fonctions s'exécutaient avec assez de régularité et de facilité. Il fut mis à l'usage de l'eau thermale avec addition d'un peu de sulfate de soude, à la dose de dix à douze verrées dans la matinée; un régime diététique assez sévère fut prescrit; le ventre devint extrêmement libre sans fatigue, les urines plus abondantes; plus tard, on prescrivit aux repas l'eau ferrugineuse coupée de très-peu de vin, et l'eau de Bussang; à l'aide de tous ces moyens, M. Bonard recouvrit toute sa santé dans l'espace de deux saisons.

13° Mme Maire, âgée de quarante ans, d'une constitution lymphatique, se plaint de douleurs presque habituelles vers la région ombilicale; les digestions sont presque impossibles, malgré le peu d'alimens extrêmement légers que prend la malade; la faiblesse musculaire et la maigreur sont extrêmes; l'abdomen est douloureux à la pression; on sent même une sorte d'engorgement du lobe moyen du foie; les médications les plus multipliées et les plus opposées ont tour à tour été mises en usage sans aucun succès : tel est l'état de la malade à son arrivée aux eaux.

Bains chauds de demi-heure environ, eau thermale de quatre à six verrées, dans la matinée et au lit, régime diététique. Après quelques bains, de l'œdème s'étant manifesté aux extrémités inférieures, on substitua au bain la douche générale à 29° environ : l'œdème se dissipa très-promptement, de douces moiteurs se manifestèrent, la sécrétion des urines devint plus abondante, un sommeil réparateur remplaça l'espèce de torpeur qui engourdissait parfois la malade, l'appétit et les forces semblèrent renaître, le mieux enfin était très-sensible après vingt-un jours. Après quel-

5.

que repos, le bain tempéré fut repris et précédé chaque jour d'une douche ascendante; on ajouta quelques grains de sulfate de soude à l'eau thermale en boisson, que la malade put bien supporter, même dans le bain, qui fut suivi d'une demi-heure de douche ordinaire. A la fin de cette seconde saison, Madame prit quelques doses de carbonate de magnésie. Lorsque la malade partit, son état était satisfaisant, les règles étaient remplacées par une leucorrhée peu abondante; elle digérait facilement quelques alimens légers, et ne ressentait aucunes douleurs.

L'année suivante, Madame revint à Plombières, comme l'y avait engagé mon père, mais seulement pour confirmer sa guérison. A cette époque, elle avait déjà repris tout son embonpoint ainsi que ses forces; les règles avaient reparu, et continuaient à couler d'une manière régulière. Pendant la première saison, Madame prit les bains tempérés, la solution saline dans l'eau thermale, de temps en temps un électuaire laxatif et la douche ascendante. La seconde saison se passa de même; seulement l'eau ferrugineuse fut associée à l'eau thermale le matin et aux repas avec un peu de vin.

14° Mlle Du..., âgée de vingt-quatre ans, tempérament nervoso-sanguin, constitution forte, éprouvait, depuis quelque temps, des douleurs dans l'hypochondre gauche qui était distendu. Il existait en même temps une constipation habituelle; la malade, après avoir mangé, était tourmentée de flatuosités, d'éructations inodores, qui parfois étaient suivies de réjection de matières muqueuses de lipothymies, et enfin d'une lassitude extrême; la moindre émotion causait des tressaillemens violens; cependant les évacuations mensuelles étaient régulières. Mon père prescrivit d'abord la saignée du bras, qui fut répétée dans le cours de la saison; l'eau savonneuse en boisson, le bain tempéré prolongé, des lavemens, des douches ascendantes et un régime diététique. Dans la seconde saison, on voulut tenter les douches générales; mais les accidens ayant semblé renaître, on y renonça, et on prescrivit quelques grains d'oxide de zinc. Après la première évacuation mensuelle, on fit appliquer quelques sangsues aux cuisses. Mademoiselle se trouva très-bien de ce traitement, ses digestions se faisaient mieux , ses crises étaient plus rares et plus faibles. Enfin, l'année suivante, elle vient achever sa guérison : le même régime fut suivi exactement; et, cette fois, elle put supporter la douche générale en arrosoir, sur les extrémités. L'exercice qui lui avait été recommandé, lui fut chaque fois d'un très-grand avantage.

15° Mme de Vigneron, d'un tempérament sanguin, fut atteinte, dans l'âge critique, d'une hépatite accompagnée d'accès de fièvre à type tierce; la phlegmasie s'était amendée sous l'influence du traitement évacuant habilement dirigé. Cependant le foie, dont le volume n'était plus anormal, est encore le siége d'une sensibilité profonde : la malade est fatiguée par des spasmes continuels, caractérisés par des suffocations, des pandiculations, et la météorisation du ventre, sans cependant grande augmentation de la sensibilité sur ce point. C'est surtout après l'ingestion des plus légers alimens que se développent ces accidens.

Mon père prescrivit l'eau thermale, coupée de petit lait, les demi-bains gradués de 26 à 29°, et, après le premier, une saignée du bras. Cette médication n'apportant aucune modification dans les accès, on eut recours aux lavemens émolliens, aux embrocations huileuses et éthérées, et aux frictions sèches sur le ventre et les extrémités inférieures.

On administra en outre quelques gouttes d'éther à l'intérieur, et on fit diriger la douche sur les membres abdominaux, les lombes, et enfin sur le ventre même. La sensibilité diminua graduellement, les spasmes devinrent moins forts et moins fréquens, et lorsque Madame partit, elle n'en avait plus éprouvé depuis le septième jour. La guérison fut-elle durable ? C'est ce que la suite n'a point appris; mais la chose est probable.

16° M. Laveau, d'un tempérament bilieux, souffrait, depuis trois mois, d'une entorse au pied gauche qui avait été mal soignée; en même temps, il était tourmenté, depuis quatre ans, par une diarrhée abondante dont la durée ordinaire était de douze à quinze jours, et qui ne lui laissait que peu de repos : cependant Monsieur ne faisait aucun excès, suivait un régime très-strict; seulement il avait fréquemment employé la rhubarbe, soit en poudre, soit en teinture aqueuse. Avant son accident, il était sujet à suer des pieds, et depuis il n'en avait plus été incommodé.

Mon père prescrivit d'abord l'eau savonneuse en boisson, qui, huit jours après, fut remplacée par l'eau thermale, les bains entiers tempérés, les pédiluves chauds le soir, des bains de vapeurs après le bain; la douche fut d'abord dirigée sur les extrémités supérieures et les lombes, ensuite sur les extrémités inférieures, les pieds, puis sur l'abdomen. Un bandage roulé fut enfin appliqué autour de l'articulation et le repos prescrit. Sous l'influence de ce régime, la diarrhée avait promptement disparu, la transpiration avait été rappelée, enfin, avant le vingtième jour, Monsieur parcourait déjà facilement à pied toutes les sinuosités des montagnes environnantes.

17° M. Arnold, des pères de la Charité, âgé de soixante-dix ans, avait éprouvé, pendant plusieurs années, des douleurs rhumatismales dans les épaules, les muscles pectoraux, les bras et parfois les extrémités inférieures. Depuis deux ans environ, elles avaient paru se fixer plus particulièrement sur les lombes, les intestins, et causaient alors de vives douleurs et de la diarrhée. Mon père conseilla l'eau thermale, coupée d'infusion de tilleul édulcorée, le bain entier gradué, pris d'abord à demi, puis trois à quatre bains de vapeurs, qui furent remplacés par les douches générales.

Le succès le plus complet répondit à son attente : en moins d'une saison, ce vénérable vieillard fut délivré de ses douleurs, et malgré son âge, continua à jouir d'une parfaite santé.

18° M. Des...., âgé de 29 ans, tempérament lymphatique, était atteint, depuis dix-huit mois, d'une diarrhée fatigante; lorsqu'il vint à Plombières, il n'existait plus aucuns symptômes inflammatoires, tels que coliques, sensibilité de l'abdomen, ténesme; l'appetit était bon. Il but l'eau thermale jusqu'à cinq à six verrées avant et pendant le bain, prit les bains à demi, gradués de 28 à 30 degrés, les douches ascendantes alternées avec les lavemens émolliens, et fut mis à un régime léger.

Quinze jours de ce traitement suffirent pour rétablir la régularité des fonctions, et quinze jours plus tard, quand Monsieur partit, la guérison se soutenait parfaitement.

19° M. Féry, chirurgien, agé de 60 ans, tempérament lymphatique, était venu aux eaux pour des douleurs rhumatismales vagues, dont il s'était parfaitement guéri. Trois ans plus tard, il revint pour une diarrhée qui le fatiguait depuis un an environ : il n'y avait, comme dans le cas précédent, aucun symptôme douloureux d'inflammation. M. F... ayant fait à mon père l'honneur de le consulter sur l'emploi des eaux, il lui conseilla d'abord la boisson de l'eau thermale de six à sept verrées; les bains à 28 degrés ; trois bains de vapeurs en six jours, qui ramenèrent la transpiration diminuée, et qui fut ensuite entretenue par des douches générales seulement ; vers le cinquième jour, le flux diarrhéique avait déjà considérablement diminué, et peu après il n'en ressentit plus aucun vestige.

M. F... n'a pas hésité depuis à prescrire les eaux dans les cas d'atonie des organes digestifs, et les rhumatismes dans lesquels il avait eu occasion d'en juger.

20° Mme Olri, âgée de 49 ans, bilioso-sanguin, vint à Plombières pour une maladie chronique des voies digestives liées à une affection des nerfs et de l'encéphale, caractérisée par des phénomènes hystériques et hypochondriaques, tels que borborygmes, éructations, flatuosités, dyspepsie, tristesse, torpeur, accompagnés de la sensation d'un globe suffocant, et remplacés quelquefois par celle du clou hystérique ou d'une pointe pénétrant le crâne. L'écoulement mensuel avait cessé depuis trois ans ; c'est de cette époque que datait la maladie. Il y avait constipation habituelle, la langue était blanchâtre, le pouls ne semblait pas altéré.

Mon père prescrivit d'abord une saignée du bras, ensuite la boisson de l'eau savonneuse, les bains tempérés, prolongés, et commencés d'abord à demi, enfin des lavemens alternés avec la douche ascendante, et, après une douzaine de jours, il se manifesta une turgescence insolite des vaisseaux hémorrhoïdeux sur lesquels on appliqua des sangsues ; quelques jours après, on administra un laxatif ; la douche ordinaire, commencée après l'application des sangsues, fut continuée. On persista dans le même mode de traitement pendant une seconde saison, qu'on fit précéder par une nouvelle application de sangsues sur l'abdomen. La malade se trouva très-soulagée de cette médication ; son teint reprit de la fraîcheur et de la netteté; ses digestions se faisaient mieux, ainsi que les autres fonctions; ses accès nerveux étaient beaucoup plus rares et faibles. Madame avait repris de la gaîté, de l'enjouement; enfin, sans être encore entièrement guérie, elle était dans un état satisfaisant et parfaitement contente.

21° Mme de La Roche F..., d'un tempérament nerveux, d'une constitution faible et délicate dès son enfance, après avoir vu s'établir, avec beaucoup de difficulté, l'écoulement mensuel, avait, en outre, été sujette à une foule d'accidens; les fonctions digestives avaient été particulièrement troublées: de tout cela, il était résulté une petite toux sèche et saccadée, des spasmes et différens symptômes nerveux. Depuis, Madame ayant eu à supporter, à la suite d'une couche, une maladie aiguë qui ne fut point caractérisée, ces accidens en furent beaucoup aggravés. Un voyage à Nice avait été décidé; un large vésicatoire appliqué sur le côté droit de la poitrine; un régime lacté et des préparations de quinquina prescrites. Ce mode de traitement avait apporté du calme, mais la toux subsistait toujours, avec exaspération aux époques mensuelles, toujours irrégulières. Madame fut enfin envoyée à Plombières en cet état. Mon père prescrivit de légères saignées du bras à l'approche des règles; dans les intervalles, la boisson des eaux thermales, coupées de lait, et des demi-bains très-tempérés et prolongés. Ce traitement dura deux saisons entières, pendant lesquelles Madame put facilement s'apercevoir de l'amélioration progressive de sa santé. On ne fut, pendant tout ce temps, dans le cas de recourir aux antispasmodiques qu'une seule fois. Son rétablissement ne se démentit pas pendant plusieurs années, quoique toujours délicate; cependant ce ne fut que dix ans plus tard que des circonstances toutes spéciales amenèrent la mort d'une aussi intéressante malade.

22° M. Reyman, âgé de 32 ans, d'un tempérament nerveux, à la suite de chagrins violens, avait été atteint d'un ictère qui durait depuis près d'un an. Le foie, quoique plus volumineux que dans l'état normal, n'est pas plus dur ni plus sensible à la pression; le pouls est naturel; les digestions sont lentes et pénibles; il existe souvent de la constipation; la langue est saburrale; le malade porte, en outre, à la jambe droite un ulcère, suite d'une affection psorique négligée. Les deux premiers jours, bains tempérés d'une heure, boisson de quelques verres d'eau thermale; le troisième jour, au sortir du bain, douche générale tempérée qui, de quelques minutes, fut graduellement portée, dans les trois jours suivans, à un quart d'heure le septième jour, sangsues à l'anus; l'anorexie devint plus prononcée, la bouche plus pâteuse, plus amère; un minératif fut prescrit le lendemain, et quatre jours après, la teinte jaune de la peau avait très-sensiblement diminué; le neuvième jour, la douche ordinaire avait été reprise, et de plus, des douches ascendantes tous les deux jours.

Pendant une seconde saison, on ajouta le sulfate de soude à la boisson du matin; la douche portée à une demi-heure de durée; le malade prit, à de courts intervalles, cinq bains de vapeurs entiers qui décidèrent une prompte cicatrisation de l'ulcère en même temps qu'une efflorescence générale, qui, ainsi que les autres symptômes pathologiques, se dissipèrent promptement. On n'avait employé, dans le pansement de l'ulcère, qu'un bandage roulé médiocrement serré. Il y avait aussi des évacuations très-abondantes de matières glaireuses et bilieuses, en même temps qu'une sécrétion de sueurs extrêmement fétides, qui terminèrent la maladie.

23° M. Morel, âgé de 42 ans, d'une forte constitution, d'un tempérament sanguin, éprouvait, depuis un an environ, de la gêne et parfois une douleur profonde accompagnée d'un sentiment de chaleur dans tout l'abdomen. Il y avait en même temps une constipation très-grande; il y avait souvent de la céphalalgie; le pouls était lourd.

En palpant l'abdomen vers la région ombilicale, mon père reconnut, aux pulsations profondes des artères et du tronc cœliaque, qu'il devait y avoir de la gêne dans la circulation des viscères abdominaux; en conséquence, pensant que l'établissement d'un flux hémorroïdal pourrait être avantageux pour dégorger les vaisseaux mésentériques, il fit appliquer, le deuxième jour, des sangsues à l'anus, prescrivit une limonade laxative le cinquième jour, les bains tempérés tous les jours, ainsi que la boisson des eaux savonneuses. Monsieur fit non-seulement usage aussi de la douche ordinaire générale le septième jour, mais, en outre, de la douche ascendante qui fut dirigée vers l'orifice du rectum pour le titiller et y appeler le sang; ces moyens eurent tout le succès désirable, et en moins d'un mois, Monsieur partit satisfait de santé.

24° M. Cordelier, âgé de 40 ans, tempérament bilieux, éprouvait, depuis un an environ, une douleur sourde avec chaleur dans les entrailles, accompagnée de constipation. Depuis quatre à cinq ans, il avait vu se former sur la peau des efflorescences qui, quoique légères en apparence, n'avaient point cédé aux boissons délayantes, ni aux laxatifs, ni aux bains simples; le malade éprouvait un appétit boulimique qu'il satisfaisait sans mesure.

En palpant l'abdomen, on sentait les pulsations profondes

des vaisseaux artériels du mésentère; le pouls était lent. Mon père, reconnaissant encore, dans ce cas, une gêne dans la circulation des viscères abdominaux, soit qu'elle fût la cause ou l'effet d'une ancienne irritation gastro-intestinale, prescrivit une application de sangsues sur les vaisseaux hémorrhoïdaux, pour le second jour, après le bain tempéré; l'évacuation sanguine fut très-abondante. Dès le lendemain, mon père prescrivit une poudre laxative à prendre chaque matin, une heure avant le déjeûner, dans un verre d'eau thermale sucrée; le quatrième jour, l'usage de la douche ordinaire fut commencé et porté graduellement à une demi-heure; le bain à 29 degrés et d'une heure et demie. Le quinzième jour, de l'anorexie s'étant manifesté, et le pouls étant devenu plus grand sans plus d'accélération, mon père prescrivit un vomitif pour le lendemain et un second deux jours après; à la fin de la première saison, l'éruption cutanée avait beaucoup diminué, et la peau commencé à s'humecter d'une douce moiteur; le malade, enfin, se décida à commencer une seconde saison, pendant laquelle il fit usage, outre les bains, les douches et la boisson de l'eau thermale simple, de trois bains de vapeurs à un jour d'intervalle chaque, qui amenèrent des sueurs abondantes et glutineuses, sans diminution des urines, que favorisait encore la boisson de l'eau de Bussang aux repas. A la fin de cette seconde saison, il ne restait plus aucun vestige de l'affection cutanée; les fonctions digestives étaient revenues à leur état naturel; enfin, M. C..... jouissait d'une santé parfaite qui ne s'est pas démentie depuis.

§ 2. MALADIES DES ORGANES GÉNITAUX ET URINAIRES.

25° Mme Mal...... vint à Plombières pour une perte qui

subsistait depuis quelques mois, par suite d'un accouchement avant le terme; la malade était d'un tempérament nerveux et sanguin; tous les moyens en usage avaient échoué contre cet état pathologique, qui céda parfaitement aux bains tempérés, à la boisson de l'eau savonneuse, aux ventouses sèches sur l'abdomen, aux douches fraîches et en arrosoir sur l'hypogastre et aux douches vaginales de même nature.

26° Mlle Das....., âgée de 19 ans, grande, bien développée, depuis trois ans n'avait pas vu reparaître ses règles; cependant toutes ses autres fonctions s'exécutaient parfaitement; seulement, depuis ce temps, l'irritabilité du système nerveux s'était considérablement développée; la moindre cause produisait des spasmes violens.

Mademoiselle prit journellement des bains très-tempérés, quelques verres d'eau thermale émulsionnée, l'eau ferrugineuse de Bussang aux repas, des lavemens ou des douches ascendantes, enfin des douches ou bains de vapeurs locaux. Après une quinzaine de jours, l'évacuation mensuelle s'annonça inopinément par des spasmes, qui, pendant tout le temps précédent, ne s'étaient montrés que deux à trois fois; néanmoins Mademoiselle passa encore une saison à Plombières, continuant les mêmes exercices jusqu'à la nouvelle apparition des règles, qui se fit régulièrement et sans la moindre secousse.

27° Mme Arguineau, âgée de 30 ans, d'une constitution faible et nerveuse, était affectée d'un flux métrorrhagique qui ne lui laissait que quelques jours de repos, et altérait considérablement ses forces et ses facultés intellectuelles, particulièrement sa mémoire; l'organe utérin paraissait dans un état sain; le pouls était petit et fréquent; l'eau ferrugineuse en boisson, les bains à 25 degrés, de quelques minutes d'abord, puis progressivement augmentés, des douches en arrosoir et fraîches sur les cuisses et l'abdomen; une cuillerée d'une décoction de quinquina éthérée avant le repas, avait produit une amélioration très-grande; après quinze jours de ce traitement et cinquante jours plus tard, la guérison paraissait certaine, malgré les affections morales qui avaient déterminé cette maladie, laquelle avait jusqu'alors résisté aux médications les plus rationnelles; Madame avait même recouvré un peu de gaîté et de force lors de son départ.

28° Mlle Croisier, cousine de la précédente, âgée de 19 ans, grande, quoique faible, à peine formée, n'avait point encore vu paraître ses règles, et était affectée de ce qu'on nomme chlorose ou pâles couleurs. Mon père prescrivit, le matin, la boisson de l'eau thermale coupée d'eau ferrugineuse, le bain graduellement tempéré, la douche, comme dans la précédente observation, l'eau de Bussang au repas, coupée de vin, sans oublier, dans ce cas-ci surtout, beaucoup d'exercice. Après un mois de séjour aux eaux, Mademoiselle partit avec sa mère, sans avoir obtenu d'évacuation périodique, quoique la santé générale se fût considérablement améliorée; mon père a su depuis qu'ayant continué à faire usage des eaux de Bussang, après son retour chez elle, cette jeune personne avait vu enfin s'établir cet écoulement critique, sans autre secousse.

29° Mme Eumann, âgée de 26 ans, d'un tempérament lymphatique, mariée depuis six ans et sans enfant, depuis plusieurs mois est affectée d'un dérangement de règles, avec engorgement des ovaires et leucorrhée assez abondante. Les moyens d'usage avaient été inutilement employés. Les douleurs que ressentait la malade la déterminèrent à faire le voyage de Plombières; l'eau ferrugineuse fut prescrite en boisson, en outre des bains tempérés; un état saburral de l'estomac s'étant manifesté dès le quatrième jour, un vomitif fut administré avec avantage; le surlendemain, douche en arrosoir sur l'abdomen et les cuisses; le septième jour, apparition de règles dans le bain, au sortir duquel la douche est prise inconsidérément, de là suppression suivie d'une céphalalgie violente; le huitième jour, saignée du pied; lavement et bain de vapeurs aromatique, le soir; le neuvième, au sortir d'un bain de siége, douche de vapeurs du Bain des Capucins; le soir même, reparition de l'écoulement pendant toute la durée duquel toute médication fut suspendue et reprise ensuite pendant vingt-quatre autres jours, après lesquels le retour périodique se manifesta de nouveau, et assura la guérison de Madame. L'engorgement de l'ovaire avait complètement disparu; il subsistait néanmoins encore un écoulement leucorrhéique, mais beaucoup moins abondant.

30° Mme d'Ar......, âgée de 24 ans, d'un tempérament bilioso-sanguin, éprouvait un dérangement total dans l'écoulement menstruel, de la douleur vers la région hypogastrique droite, accompagnée d'un sentiment de pesanteur et de mouvemens spasmodiques; elle se plaignait aussi quelquefois de tiraillemens d'estomac, cependant cet organe paraissait sain, les digestions se faisaient bien, et nul engorgement viscéral ne se faisait sentir. Madame fit usage des bains tempérés, de l'eau thermale en boisson, coupée d'une infusion de chicorée, et enfin des douches ascendantes, comme évacuant. Pendant une cinquantaine de jours, Madame éprouva encore plusieurs crises nerveuses; mais néanmoins le bien-être qu'elle avait ressenti de son séjour à Plombières, la régularisation des époques menstruelles qui s'ensuivit, ainsi que la diminution de la motilité nerveuse, l'engagèrent à y revenir plusieurs fois, et toujours avec une amélioration notable dans la santé générale.

31° Mme Or....., âgée de 40 ans, était affectée de leucorrhée, souvent sanguinolente et persistante depuis un an environ ; le col de l'utérus était mou, spongieux ; il y avait probablement aussi une inflammation chronique de l'estomac, car les digestions étaient lentes et pénibles, on sentait même une espèce d'embarras mésentérique : le bain tempéré prolongé, l'eau thermale en boisson et la douche ascendante furent prescrits ; vers le neuvième jour, on administra un laxatif, et les suivans, la douche ordinaire graduée. L'époque menstruelle ne tarda pas à se manifester, et elle fut de longue durée ; lorsqu'elle fut passée, on commença à pratiquer des injections légèrement astringentes qui produisirent un effet très-avantageux. Le ventre avait déjà beaucoup diminué, la leucorrhée était bien moins abondante, lorsqu'une nouvelle époque menstruelle se manifesta en temps voulu : elle fut plus facile et moins abondante que la précédente, et lorsque Madame partit, après cinquante jours, son état était on ne peut plus satisfaisant, et s'est maintenu depuis.

32° Madame Reichard, âgée de quarante-quatre ans, d'une bonne constitution, éprouve une grande difficulté dans l'émission des urines, qui parfois sont plus ou moins sédimenteuses, selon l'état de l'atmosphère ; la faiblesse générale est assez grande, et il existe en outre de la leucorrhée. Elle fit usage des eaux thermales en boisson, en bains tempérés, en douches graduées sur toute l'habitude du corps, et en douches rectales pendant la première saison ; dans la seconde, elle prit quelques bains de vapeurs et les eaux ferrugino-gazeuses de Bussang.

Lorsqu'elle partit, elle n'était pas complètement délivrée de l'affection qui l'avait tourmentée, mais son état était considérablement amélioré.

33° M. Th..., âgé de quarante-neuf ans, d'un tempérament sanguin, lymphatique, était affecté depuis plusieurs années d'un catarrhe vésical, accompagné de strangurie, contre lequel il avait déjà plusieurs fois fait usage des eaux de Plombières avec avantage. Cette année, il réclama les conseils de mon père, qui lui prescrivit la boisson de l'eau savonneuse, dont son estomac s'accommodait mieux que de toute autre, puis les bains tempérés. A peine y avait-il quelques jours que le malade avait commencé ses exercices thermaux, que, s'étant un peu trop livré à son apétit, il éprouva de violentes douleurs néphrétiques avec strangurie; on y opposa de suite la saignée, et les antiphlogistiques; les accidens ayant été calmés, on revint à l'usage des eaux thermales et à la boisson de l'eau de Bussang aux repas.

Monsieur retourna chez lui après une saison, non guéri, mais dans un état beaucoup plus satisfaisant. Néanmoins il succomba à cette affection quelque temps après; l'autopsie fit voir le sac urinaire considérablement rétréci, ses parois très-épaisses, formant des espèces de brides ou colonnes, pouvant au plus contenir trois onces de liquide, et tapissées d'une matière mucoso-albumineuse;

34° Mlle de Vassi..., âgée de vingt-six ans, d'un tempérament bilieux et lymphatique, éprouvait déjà depuis deux ans de fréquentes et vives douleurs dans les reins; elle était mal réglée; l'excrétion des urines, parfois très-muqueuses, se faisait avec beaucoup de difficulté; quelquefois mademoiselle avait ressenti des douleurs vagues dans les articulations principales. On lui prescrivit l'eau ferrugineuse en boisson, les bains tempérés, puis les douches graduées; après une huitaine de jours d'usage de ces moyens, elle ressentit de nouvelles douleurs vives, et des symptômes de surexcitation s'étant développés, on crut alors devoir pratiquer une saignée au bras, qui eut pour effet de diminuer les douleurs, et de rendre les urines plus abondantes et sédimenteuses. On prescrivit en outre des pilules de savon et de nitrate de potasse; les règles étant survenues quelques jours après et ayant été trop peu abondantes, on y suppléa par des sangsues; on reprit ensuite les exercices thermaux interrompus par cet accident, et avant la fin de la seconde saison, la santé de Mademoiselle était parfaite. Elle éprouva de nouveau, cependant, quelques atteintes de ses douleurs articulaires, dans le cours de l'hiver suivant, lesquelles la ramenèrent à Plombières, où elle guérit parfaitement. Depuis, elle s'est mariée, et a eu plusieurs enfans aussi bien portans qu'elle.

35° Mme des B..., dans l'âge critique, d'une bonne constitution, est atteinte, depuis deux ans, de douleurs souvent très-aiguës, dans les reins et la vessie; quelquefois elles s'accompagnent de strangurie, les urines sont foncées et sédimenteuses. Ces accidens avaient résisté aux moyens les plus rationnels, entre autres, aux antiphlogistiques; néanmoins mon père étant consulté, prescrivit une saignée du bras pour le second jour, l'eau thermale en boisson, coupée avec le petit lait et les bains tempérés; ces derniers furent graduellement portés jusqu'à 30° dans le but de ranimer les fonctions de la peau, dont la perspiration était absolument nulle; dans la même intention, on fit administrer des douches générales en arrosoir : ces médications actives ramenèrent la transpiration, déterminèrent la résolution de la néphrite et de la cistite, firent cesser la strangurie et ramenèrent les urines à leur couleur et à leur limpidité naturelle. Tout ce bien-être avait été obtenu en moins de vingt jours, et Madame ne resta à Plombières une seconde saison que pour consolider sa guérison : pendant ce temps, elle fit en outre usage de douches un peu plus actives, de la boisson d'eau ferrugineuse le matin, et de celle de Bussang aux repas, laquelle fut aussi prescrite au retour chez elle.

36° M. de B..., âgé de trente quatre ans, d'un tempérament lymphatique-nerveux, par suite d'excès de divers genres, éprouvait des douleurs néphrétiques, rares à la vérité, mais violentes et accompagnées de strangurie, depuis deux ans environ. Le lendemain de son arrivée aux eaux, il éprouva un de ces accès violens, ce qui détermina mon père à prescrire d'abord une application de sangsues au périnée, puis des demi-bains, des lavemens émolliens et la boisson des eaux thermales, avec émulsion. Ce traitement fut combiné pendant quinze jours, au bout desquels on substitua à la boisson ordinaire l'eau savonneuse, édulcorée avec le sirop de guimauve; aux demi-bains, les bains entiers très-tempérés, et enfin les douches en arrosoir sur les membres supérieurs et inférieurs; aux repas, l'eau de Bussang. Les douleurs, qui avaient cédé au traitement antiphlogistique dès les premiers jours, ne reparurent plus pendant les deux saisons que M. passa aux eaux : j'ignore si elles sont revenues.

37° M. Saulnier était affecté de la gravelle, et souffrait de vives douleurs néphrétiques. Il avait aussi éprouvé antérieurement plusieurs accès de goutte. Il vint à Plombières, et y fit usage d'eau thermale en boisson, coupée de petit lait, de bains tempérés prolongés, et de quelques bains de vapeurs, qui ramenèrent la transpiration des pieds, qui avait été supprimée; à dater du huitième jour de ces exercices, M. rendit journellement en urinant, sans la moindre douleur, de petits sablons; les urines devinrent troubles et muqueuses; la quantité de ces graviers excrétés était moindre que dans le principe. Lorsque le malade partit après trois semaines de séjour, n'ayant plus éprouvé aucun des accidens qui l'avaient fait souffrir, il avait fait usage des eaux de Contrexevilles, et mon père lui conseilla de les continuer chez lui, et de les alterner avec celles de Bussang.

38° M. Eng..., âgé de cinquante-deux ans, d'un tempérament sanguin, était affecté d'un catarrhe vésical, depuis un an environ. Il ressentait par fois des douleurs vives dans le moment de l'excrétion des urines, qui étaient épaisses, peu abondantes, et laissaient déposer par le réfroidissement une matière visqueuse et comme purulente. Il avait de fréquens besoins d'uriner. Après avoir employé une foule de médications, toutes plus ou moins efficaces, M. vint à Plombières où il consulta mon père, qui lui prescrivit la boisson de l'eau savonneuse avant et pendant le bain, les bains tempérés, les douches ascendantes, les douches générales, d'une température graduée et quelques pilules de savon; aux repas, l'eau ferrugineuse de Bussang sans vin, enfin un régime très-doux. Avant la fin du mois, les urines avaient presque totalement changé de nature, et ne déposaient plus, qu'à peine, des matières visqueuses et purulentes. A son retour chez lui, M. fit usage des eaux minérales de Schwalbach, son voisinage en boisson, et continua à jouir de la plus parfaite santé.

39° M. Reymann, âgé de trente-neuf ans, d'un tempérament bilieux et sanguin, depuis une éruption psorique qu'avait suivi une fièvre à type tierce, éprouvait assez fréquemment des douleurs vives, par fois lancinantes dans le rein gauche, s'irradiant par les uretères jusque dans la vessie; les douleurs étaient suivies de l'excrétion d'urines saffrannées et formant un dépôt rougeâtre; M. avait un bon appétit et vivait largement, malgré les recommandations de son médecin. A son arrivée aux eaux, mon père lui conseilla d'abord l'eau thermale en boisson, coupée de petit lait et le bain tempéré; il insista sur l'abstinence du vin et le régime diététique; le septième jour on pratiqua une saignée pour prévenir les effets de la pléthore, qui était imminente : ne pouvant obtenir la privation absolue du vin, ont le fit couper de moitié d'eau de Bussang au repas; au douzième jour, on commença l'usage des douches générales en arrosoir, ainsi que des douches ascendantes; vers le vingtième, le malade souffrant des douleurs hémorroïdales, on appliqua quelques sangsues à l'anus; quelques jours après, le malade partit très-satisfait de son état; à son retour chez lui, il continua à boire l'eau de Bussang dont il s'était bien trouvé.

§ 3. MALADIES DES ARTICULATIONS, DES OS ET DES MUSCLES; RUMATHISMES.

40° M. G..., à l'âge de dix ans, après un bain froid, avait été atteint d'un rhumatisme général, suivi d'un tremblement qui n'avait cédé qu'après six ans de traitement, à Plombières; il y revint de nouveau à vingt et un ans pour des douleurs de même nature, suite d'une suppression de transpiration après être resté long-temps à l'ombre étant en sueur.

Il but l'eau thermale du bain des Dames (à 42°), prit des bains chauds d'une demi-heure, à 36 degrés; le sixième jour, il prit un bain de vapeurs, et les continua chaque deux jours, en alternant avec la douche, qui fut graduellement portée à une demi-heure. La température du bain fut aussi ramenée à 28 degrés et prolongée d'une demi-heure; des urines très-troubles et abondantes, des sueurs copieuses s'étaient manifestées dès le douzième jour, et la guérison était parfaite avant la fin de la saison.

41° M. Cuni..., âgé de quarante cinq ans, d'un tempérament bilieux et nerveux, depuis sept ans était atteint d'un rhumatisme musculaire, qui l'avait perclus de tous ses membres pendant cinq mois; depuis deux, il ne se meut qu'avec beaucoup de peine et de douleurs; depuis dix ans, il souffrait aussi, mais faiblement, du gonflement des vaisseaux hémorrhoïdaux; la peau était aride; quoiqu'un peu constipé, les selles étaient cependant assez régulières. Trois jours après avoir commencé les bains tempérés à 29 degrés, et la boisson de l'eau thermale coupée de petit lait, mon père fit appliquer des sangsues à l'anus; deux jours après, le malade s'en trouva très-soulagé et commença déjà à marcher, soutenu par deux aides; le huitième jour, on commença la douche générale, dont la température fut graduellement élevée; tous les soirs, le malade fit usage d'une potion diaphorétique du onzième au vingtième jour, et la douche fut alternée avec le bain de vapeur. L'effet thermal devint alors très-prononcé, une forte réaction fébrile s'opéra, et la sécrétion des urines et des sueurs devint abondante, les selles étaient régulières. Pendant dix autres jours, on diminua graduellement la température du bain, ainsi que la fréquence des bains de vapeurs. A son départ, M*** jouissait de sa santé dans presque toute sa plénitude.

42° M. A***, le frère, âgé de quarante-cinq ans, vint à Plombières pour une douleur rhumatismale sciatique des plus vives, à laquelle, depuis deux mois, on avait opposé les sangsues, la saignée, et d'autres moyens rationnels qui n'avaient procuré que fort peu de soulagement; parfois il était tourmenté de constipation très-grande. Mon père prescrivit les sangsues à l'anus, l'eau thermale en petite quantité et coupée de petit lait, les douches ascendantes, les bains tempérés, les immersions chaudes et la douche forte sur les membres et les lombes pendant vingt minutes; il ne fut pas nécessaire de recourir aux bains de vapeurs, pour obtenir des sueurs abondantes et une réaction fébrile qui se manifestait régulièrement trois heures après les exercices thermaux; le soulagement fut très-prompt, et la guérison complète après vingt-un jours.

43° M. Montendon du L..., âgé de soixante-dix ans, d'un tempérament lymphatique, avait éprouvé, à l'âge de cinquante ans, une douleur sciatique, dont il avait été guéri à Plombières. Il y revint de nouveau pour la même affection qui, depuis près de deux ans, l'avait forcé à reprendre des béquilles; mon père fit appliquer des sangsues sur le point le plus douloureux, prescrivit les bains tempérés, la douche graduée employée alternativement avec les bains de vapeurs dès le douzième jour, et l'eau thermale en boisson. M*** prit aussi quelques douches ascendantes, et, lorsqu'il partit, vingt-quatre jours après, il marchait facilement à l'aide d'une canne. Une nouvelle saison, l'année suivante, acheva sa guérison; depuis, il n'en a plus éprouvé que de très-faibles ressentimens qui, enfin, se sont totalement dissipés.

44° Mlle de C***, âgée de vingt-trois ans, d'un tempérament lymphatique, mal réglée, avait un gonflement douloureux de presque toutes les articulations; il n'y avait ni chaleur ni rougeur plus grande que dans l'état ordinaire; les fonctions digestives étaient régulières, et pourtant la pâleur de la peau aurait pu faire croire à une altération profonde de la santé. Mon père consulté, prescrivit la boisson de l'eau thermale d'abord seule, et plus tard coupée d'eau ferrugineuse; les bains gradués, puis les douches générales; l'eau ferrugineuse seule aux repas et l'exercice furent aussi recommandés. L'écoulement périodique s'annonça vers le dix-huitième jour, et suspendit les exercices pendant tout le temps de sa durée. Le gonflement avait déjà beaucoup diminué avant la fin de la première saison; le même traitement fut continué durant la seconde seulement; la température des bains fut graduellement augmentée jusqu'au 38e degré et sa durée diminuée en proportion.

Lorsque mademoiselle partit, il n'existait plus le moindre gonflement articulaire, son teint avait acquis la fraîcheur et l'éclat de la jeunesse, et elle a joui depuis de la meilleure santé.

45° M. Woyer, âgé de trente-huit ans, tempérament lymphatique et nerveux, vint à Plombières pour un rhumatisme occupant l'articulation du genou gauche, avec peu de gonflement: il était en outre affecté de dartres furfuracées sur différentes parties du corps; la peau était sèche et le ventre resserré. La douleur du genou étant très-vive, décida mon père à prescrire une application de sangsues sur cette partie, la boisson de l'eau thermale coupée de petit lait nitré, le matin, une décoction de chiendent dans la journée, et le bain tempéré.

Les bains de vapeurs furent commencés le dixième jour, et continués chaque deux jours. La liberté du ventre était entretenue par des lavemens et quelques doses de sel neutre dans la boisson. Après la première saison, la douleur s'était considérablement amendée, et les efflorescences avaient entièrement disparu; on commença la seconde par une nouvelle application de sangsues à l'anus, et au sixième jour, on commença la douche ordinaire. La guérison fut complète avant le départ de M. Woyer.

46° M. Welvinger, âgé de vingt-cinq ans, tempérament bilieux, à la suite d'une chute sur le genou droit, avait eu dans cette articulation un dépôt qui s'était abcédé de lui-même et cicatrisé depuis. Le malade avait été obligé de faire usage de béquilles, et les conservait encore, ne pouvant poser la jambe à terre sans éprouver de la douleur. Le genou était encore tuméfié, mais insensible à la pression, et sans rougeur ni chaleur : on lui prescrivit l'eau thermale en boisson, et les bains tempérés. Quelques symptômes de saburre s'étant manifestés, on administra un laxatif, et, avant de commencer la douche ordinaire, on appliqua quelques sangsues autour du genou. Avant la fin de la saison, Monsieur était parfaitement rétablit, et marchait sans difficulté.

47° Madame Du***, âgée de trente-six ans, d'un tempérament lymphatique, éprouvait depuis quatre mois, par suite d'une chute sur le grand trochanter droit, une espèce de gonflement du genou du même côté, avec faiblesse de tout le membre. Mon père prescrivit le bain tempéré, des douches graduées, des embrocations avec un liniment résolutif, et des immersions à chaque trois jours dans l'eau minérale à trente-cinq degrés. En moins de vingt et un jours, madame D. fut débarrassée de son infirmité, sans que sa santé générale en eût été troublée un seul instant.

48° M. Char......, âgé de vingt-six ans, après être resté long-temps dans l'eau pendant l'hiver précédent, fut affecté de perclusion des extrémités inférieures, et vint à Plombières pour s'y faire traiter; mon père lui prescrivit la boisson de l'eau thermale, des demi-bains chauds d'un quart d'heure, et des douches graduées. Il se développa une chaleur vive dans les extrémités, et les lombes, sur lesquelles on fit appliquer des ventouses scarifiées ; toutes ces parties se couvrirent bientôt de sueur qui devint habituelle, et, en peu de temps, le résultat fut complet et satisfaisant.

49° Mademoiselle H*** avait eu, il y a un an environ, le fémur droit fracturé vers son extrémité inférieure; elle vint à Plombières pour un gonflement douloureux de l'articulation fémoro-tibiale, qui persistait depuis l'accident; l'usage des eaux thermo-minérales en bains tempérés et en douches locales guérirent parfaitement cette jeune et intéressante personne.

50° Madame De Lille, âgée de quarante-cinq ans, avait eu le fémur gauche fracturé au-dessous du grand trochanter; depuis la consolidation de la fracture, Madame accusait une grande faiblesse dans tout ce membre inférieur, qui lui semblait de la légèreté d'une plume; cependant, elle ne pouvait le soulever, et ne marchait qu'à l'aide de béquilles, et en le traînant. Mon père lui fit prendre des demi-bains gradués jusqu'à 32° R.; la douche fut aussi graduellement portée d'une demi-heure, dans la première saison, à une heure, dans la seconde; et l'on fit pratiquer des embrocations stimulantes-résolutives sur tout le membre. Quinze jours après le traitement, elle commença à y éprouver du fourmillement, une chaleur notable, et à exécuter quelques légers mouvemens; après la seconde saison, elle s'appuyait sur la jambe, et marchait sans autre soutien que celui d'une béquille. L'amélioration avait été tellement marquée, que la malade aurait voulu commencer de suite une troisième saison; mon père l'en dissuada, et l'engagea à confier le reste de sa guérison aux seules forces de la nature : quelque temps après, elle était parfaitement guérie.

51° Mademoiselle Quénelle, d'une bonne constitution, avait éprouvé une laxation incomplète du pied gauche, et l'articulation était, depuis lors, restée tuméfiée et un peu douloureuse. A son arrivée aux eaux, mon père fit appliquer des sangsues autour de l'articulation, prescrivit les bains tempérés, les douches chaudes, des embrocations spiritueuses, et un brodequin lacé : le gonflement disparut promptement, et Mademoiselle marcha dès-lors très-librement.

52° Le général M....., par suite d'une chute de cheval, avait éprouvé une diastasis des os de la jambe, et il vint à Plombières pour achever sa guérison. Dans l'espace de quarante et quelques jours qu'il y passa, il fit usage de bains tempérés à vingt-huit degrés, souvent à demi, des douches à la même température et graduées : il s'en trouva très-bien, et guérit promptement.

53° Mademoiselle de Mal...., âgée de douze ans, était d'une constitution lymphatique qui annonçait des dispositions au rachitisme; il y avait déjà un commencement de gibbosité prononcée, lorsqu'elle vint aux eaux accompagnée de Madame sa mère, que nous retrouverons plus bas. Mon père prescrivit les bains chauds de peu de durée, les douches générales graduées, l'eau thermale coupée d'eau ferrugineuse, et celle de Bussang seule ou avec du vin aux repas. Cette médication eut tout le succès désiré : Mademoiselle, devenue forte et bien constituée, s'est mariée depuis, et a eu plusieurs enfans bien portans.

§ 4. MALADIES CUTANÉES, ET ULCÈRES.

54° La petite F*** avait été atteinte, à l'âge de six ans, d'une variole confluante, après laquelle il lui était survenu un ulcère au sacrum, qui, peu à peu, avait entraîné une paralysie des membres abdominaux, des sphincters du rectum et de la vessie. Mon père, consulté, prescrivit l'eau thermale en boisson, le bain à trente degrés, d'une demi-heure à trois quarts d'heure; au quinzième jour, la douche ordinaire sur les extrémités inférieures : sous l'influence d'un mois de traitement et d'une alimentation bien dirigée, l'enfant avait acquis la faculté de retenir ses déjections. Ses parens la ramenèrent aux eaux pendant cinq ou six ans consécutifs. Chaque année, l'amélioration se faisait sentir d'une manière plus remarquable. A son retour chez ses parens, l'ulcère était lavé avec la décoction de feuilles de digitale miélée, recouvert de charpie sèche, et, plus tard, d'emplâtres de diachylum. Mon père, pendant ce temps, avait aussi conseillé l'usage du sirop antiscorbutique et la décoction de houblon et de quinquina; l'ulcère se cicatrisa sous l'influence de ce traitement. A la quatrième année, l'enfant qui, jusqu'alors, ne pouvait que se traîner à terre, commença à se servir seule de béquilles; l'année suivante, elle revint encore pour la dernière fois, toujours aidée de ses béquilles, mais se soutenant beaucoup mieux; mon père a su depuis son rétablissement complet.

55° Le petit Va**...., âgé de huit ans, avait, sur le coude-pied droit, près de la molléole externe, deux ulcères scrophuleux; les paupières de l'œil gauche étaient aussi ulcérées; du reste, les fonctions se faisaient bien.

Mon père prescrivit, outre le traitement tonique général, la boisson de l'eau ferrugineuse coupée d'eau thermale, les bains graduellement portés à 30° R., les douches générales à la même température, des lotions détersives pendant le jour, ainsi qu'un bandage roulé autour du pied; la cicatrisation était complète avant la fin des six semaines que cet enfant passa aux eaux avec sa mère qui était atteinte de la même affection, et qui fut aussi guérie par le même traitement, d'une ouverture fistuleuse qui lui était resté au col depuis très long-temps.

56° Le jeune Masson, d'un tempérament lymphatique, fit, à l'âge de huit à neuf ans, une chute sur le grand trochanter droit, qui fut suivie, quelques temps après, dans cette partie, d'un abcès considérable qui s'ouvrit spontanément, et donna issue à une grande quantité de pus, par plusieurs ouvertures qu'on dilata encore, et qui, malgré un pansement méthodique, ne semblait marcher que d'une manière presque insensible vers la cicatrisation; plusieurs trajets fistuleux s'étaient fait jour à la partie interne de la cuisse; l'enfant ne pouvait se soutenir; une fièvre lente semblait le dévorer; cependant, il conservait de l'appétit.

Au mode de pansement usité, mon père conseilla d'associer les lotions et même les injections détersives, le traitement tonique par le sirop de quinquina, l'élixir de Peyrilhe, les décoctions amères, les eaux thermales et ferrugineuses en boisson, les bains chauds et les douches générales : sous l'influence de ce traitement prolongé, on parvint à obtenir la cicatrisation complète de l'ulcère; mais le ravage, qu'il avait occasionné dans l'articulation iléofémorale, occasionna une claudication permanente.

57° Un jeune homme, âgé de dix-neuf ans, par suite

d'une coupure transversale dans la paume de la main gauche, qui avait formé des adhérences, avait les doigts dans la demi-flexion, et incapables de mouvemens étendus; il prit des bains locaux dans l'eau thermale portée graduellement de vingt-sept à trente degrés, pendant trois quarts d'heure environ, et deux fois par jour, des douches locales de même. Dans l'espace d'une saison, ses doigts avaient recouvré toute la liberté et la force primitive des mouvemens.

58° M. L'......, âgé de vingt ans, avait éprouvé une maladie grave, à la suite de laquelle il s'était formé un abcès par congestion à la partie inférieure et interne de la cuisse gauche, lequel avait été ouvert trois mois avant son arrivée à Plombières. Il existait encore du gonflement indolent dans les muscles, et il s'écoulait toujours par la plaie une matière sanieuse. Mon père prescrivit à ce jeune homme, dont la santé était d'ailleurs assez languissante, la boisson de l'eau thermale, le bain chaud à vingt-neuf degrés, d'une demi-heure, des douches générales en arrosoir. On introduisit un bout de racine de gentiane préparée dans l'ouverture fistuleuse pour la dilater sans douleur, et on la recouvrit pendant la nuit d'un cataplasme résolutif. Vers le douzième jour, on pratiqua des lotions avec une décoction de feuilles de digitale miélée; on recouvrit seulement de charpie sèche et d'un bandage roulé, médiocrement serré le long de la cuisse : l'amélioration fut rapide; cependant, ce ne fut que quelque temps après son retour chez lui que la cicatrisation eut lieu, le malade n'étant resté aux eaux qu'une saison; sa santé s'était, du reste, beaucoup améliorée.

59° M. Contenat, âgé de quarante-deux ans, avait fait usage des eaux de Plombières plusieurs années auparavant, contre des douleurs rhumatismales. Cette fois, il revint pour combattre une affection dartreuse furfuracée très-étendue sur différens points du corps. Mon père prescrivit les bains gradués, la boisson de l'eau thermale; mais, avant tout, une application de sangsues à l'anus. Des symptômes d'embarras gastriques s'étant manifestés, la constipation existant d'ailleurs assez habituellement, on administra un laxatif; on fit prendre ensuite quelques bains de vapeurs, et même des douches en arrosoir. Sous l'influence de ce traitement, la régularité des fonctions s'établit, et, peu à peu, les rougeurs de la peau disparurent, au point que Monsieur se crut parfaitement guéri; ce qui n'empêcha pas mon père de lui prescrire quelques bains sulfureux à son retour chez lui. A cette époque, on n'en faisait point encore usage à Plombières.

60° Madame Louvrier, ex-religieuse, âgée de quarante-cinq ans, d'un tempérament sanguin, était depuis long-temps affectée d'une dartre furfuracée très-étendue; il y avait constipation assez habituelle, et sécheresse de la peau. Mon père prescrivit la boisson de l'eau thermale coupée de petit lait, une saignée générale le second jour, des bains tempérés, des lotions sulfureuses coupées avec une décoction de graines de lin, des pilules d'extrait de fumeterre et de nitre, et des immersions des extrémités inférieures dans un bain chaud ou de vapeurs. La saignée fut répétée le douzième jour, et l'écoulement périodique fut en outre sollicité quelques jours après par une application de sangsues. Vers le huitième jour de la seconde saison, les urines commencèrent à devenir troubles et abondantes, la peau à s'assouplir, et les fonctions à se régulariser; enfin, après quarante-cinq jours, la guérison était à peu près complète.

Cet exemple n'est pas le seul que mon père a eu l'occasion d'observer chez des religieuses ou des personnes habituées à la vie claustrale. Plusieurs de ces maladies herpétiques ont résisté aux moyens ordinairement employés.

61° Mademoiselle Gré...., d'un tempérament lymphatique, était aussi atteinte de dartres de nature furfuracée, rares à la vérité; elle avait, en outre, une petite ulcération cancéreuse à la face interne de la lèvre inférieure qui était tuméfiée. Un traitement semblable au précédent lui fut également avantageux sous le rapport de l'affection herpétique : quant à l'affection cancéreuse, il n'y eut aucun amendement; l'opération fut jugée indispensable, et elle réussit complètement, sans même altérer la figure la plus jolie.

62° Madame de Malv....., âgée de trente-huit ans, d'un tempérament lymphatique, était atteinte de dartres furfuracées, répandues sur différens points du corps.

On n'employa que les bains chauds de peu de durée, les douches générales et la boisson de l'eau thermale, qui, en deux saisons, triomphèrent de cette affection.

§ 5. NÉVROSES. MALADIES DE L'ENCÉPHALE ET DES NERFS.

63° Mademoiselle Cla....., âgée de quinze ans, était affectée de chorée très-prononcée depuis près d'un an; elle avait vu alors paraître l'écoulement menstruel pour la première fois, et ne l'avait plus revu depuis. Dès-lors, les goûts dépravés du malacia s'étaient manifestés; divers moyens ayant été inutilement tentés pour combattre cette affection, on eut recours aux eaux de Plombières. Mon père, auquel cette jeune personne avait été recommandée particulièrement, prescrivit la boisson de l'eau ferrugineuse, les demi-bains à vingt-neuf degrés, et des douches générales graduées. Quinze jours après, quelques symptômes de menstruation s'étant manifestés, on appliqua quelques sangsues à la partie interne et inférieure des cuisses; dès-lors, cessation du spasme choréïque; on continua les mêmes exercices; de plus, on fit prendre journellement des pédiluves chauds, et chaque deux jours des bains de vapeurs locaux. Cette jeune demoiselle, accompagnée de sa mère, ne passa que trente jours à Plombières; lorsqu'elle partit, elle n'avait pas vu reparaître les mouvemens convulsifs; l'appétit et les digestions étaient revenus à l'état normal, et les forces étaient dans un état satisfaisant. Mon père avait prescrit une application de sangsues lors d'un nouvel effort menstruel, il a été depuis informé de sa guérison complète.

64° Une jeune fille du Valdajol, âgée de quatorze ans, non encore réglée, était affectée d'une chorée qui tenait tous ses membres dans un état permanent de convulsion; on avait employé différens moyens, entre autres, les antispasmodiques et les vermifuges; ces derniers avaient fait rendre quelques vers lombrics, mais sans apporter un grand changement aux spasmes choréïques. Cette jeune fille ayant pris, pendant un mois, les eaux thermales en boisson, en bains et en douches générales, sans obtenir une amélioration très-marquée, mon père aida leur action par l'assa-fœtida unie aux anthelmintiques en pilules. Pendant dix jours d'usage de ce traitement, la jeune fille ne rendit que deux vers lombrics, et la chorée disparut peu à peu complètement; depuis lors, elle a joui d'une santé parfaite.

65° M. Tis......., âgé de quarante-quatre ans, d'un tempérament sanguin, avait été atteint d'hémiplégie par

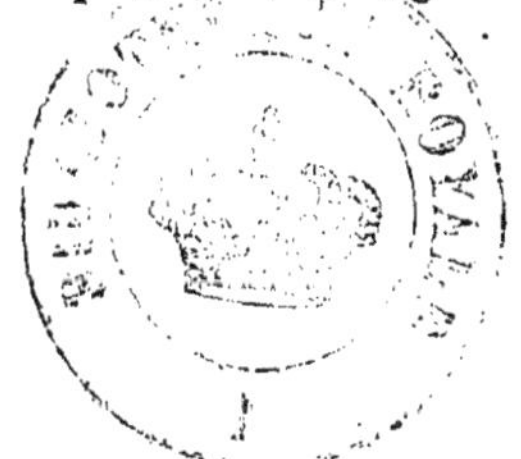

suite d'une attaque d'apoplexie survenue environ deux mois auparavant. La saignée n'avait été employée qu'après les vomitifs qui avaient encore augmenté la congestion cérébrale. Il était resté une distorsion de la bouche et de la langue du côté gauche affecté. Le malade suivait néanmoins un régime stimulant, et était en outre très-indocile; il avait la face vultueuse, cependant il refusait obstinément la saignée, et ce ne fut qu'avec beaucoup de peine qu'il consentit à l'application d'une vingtaine de sangsues à l'anus; on lui fit prendre des bains tempérés de vingt-cinq à vingt-six degrés; des lavemens stimulans alternés avec les douches ascendantes; des pédiluves chauds et des douches générales; le malade ne but que très-peu d'eau savonneuse, mais sa guérison ne marchant pas assez vite au gré de son impatience, et se refusant d'ailleurs à tous moyens énergiques autres que ceux thermaux, quoiqu'il y eût déjà un commencement d'amélioration, il partit le dix-septième jour après son arrivée; il est probable qu'il aura succombé par la suite, ne voulant s'astreindre à aucun régime.

66° M. Grand....., âgé de cinquante ans, d'un tempérament bilioso-sanguin, avait été frappé, pendant l'automne dernier, d'une attaque d'apoplexie, à la suite de laquelle il lui était resté une hemiplégie du côté droit; il éprouvait une grande gêne dans la locution, les sécrétions se faisaient assez bien, quoiqu'il y eût cependant un peu de constipation. Mon père prescrivit d'abord un grand nombre de sangsues aux apophises mastoïdes, pendant le premier bain de vingt-cinq à vingt-six degrés. Les jours suivans, le bain fut continué à la même température; on administra l'eau thermale coupée de petit lait nitré, et un lavement tous les jours; la douche ordinaire fut commencée le quatrième jour; le neuvième, on appliqua de nouveau des sangsues à l'anus, et, le lendemain, on prescrivit un laxatif. La première saison s'écoula dans ces médications; avant sa fin, Monsieur parlait librement, et commençait à marcher dans sa chambre, soutenu par deux personnes. Au commencement de la seconde saison, on pratiqua une saignée du bras, on continua les mêmes exercices thermaux, et on administra un nouveau purgatif; le malade acquit plus de force générale, surtout plus de mobilité du bras; mais son intempérance et ses écarts de régime mirent constamment obstacle à son entière guérison, et furent cause d'une nouvelle attaque qui l'emporta deux ans plus tard.

67° Mme Roth, âgée de vingt-neuf ans, tempérament sanguin, avait été affectée, il y a un an, d'hémiplégie, à la suite d'un second accouchement. Lorsqu'elle vint à Plombières, toute l'affection se bornait alors à la paralysie du bras droit; mon père lui fitprendre les bains tempérés, puis les douches graduées, qu'il fit précéder d'une saignée du bras et de quelques ventouses dans le voisinage de la colonne vertébrale. La malade observait d'ailleurs un régime convenable. Ces moyens combinés triomphèrent dans l'espace de trente jours de cette affection qui avait été inutilement combattue par tous les moyens rationnels ordinairement usités, tels que saignées générales, locales, et dérivatifs, etc.

68° Mlle F..., âgée de vingt-six ans, d'un tempérament sanguin et bilieux, bien réglée, était sujette à une affection spasmodique, caractérisée par une irritabilité extrême de tout le système nerveux. La cause la plus légère en apparence provoquait des spasmes violens, une agitation convulsive, précédée quelquefois de lipothymie, et suivie d'une lassitude et d'un sentiment de brisemens de tous les membres; parfois elle répandait d'abondantes larmes qui, un instant après, faisaient place à des accès de rire immodérés; les fonctions digestives s'exécutaient bien. Cet état, subsistant depuis quelques années, avait été la suite d'un violent chagrin, causé par la perte de son père, médecin. Mon père prescrivit les bains tempérés, la boisson des eaux savonneuses, et des douches rectales alternées avec des lavemens simples.

Une saignée fut pratiquée dès les premiers jours, et répétée dans la seconde saison. La douche, qui avait été d'abord interdite, fut administrée avec beaucoup d'avantage sur les extrémités inférieures. Durant tout ce temps, les crises étaient devenues de plus en plus rares et faibles. Elles diminuèrent aussi progressivement après le retour de Mademoiselle chez elle. Elle revint néanmoins quinze mois après aux eaux, où la même médication fut de nouveau employée, après avoir été précédée d'une émission sanguine.

Mademoiselle avait fait un fréquent usage, pendant son absence, d'infusion de valériane, et mon père la lui conseilla de nouveau à Plombières. Depuis ce temps, elle s'est trouvée parfaitement rétablie, et s'est mariée ayant néanmoins toujours conservé un peu d'irritabilité nerveuse.

69° Mlle de Mézen, âgée de trente ans, d'un tempérament nerveux, avait, à la suite d'un violent chagrin, donné des signes de vésanie, et en éprouvait souvent encore. Il n'existait, du reste, aucune autre altération de fonctions, la digestion et les sécrétions se faisaient d'une manière régulière. Par le cônseil de son médecin ordinaire, Mademoiselle avait fait usage de pilules de castoréum, dont elle disait s'être bien trouvée, ainsi que d'un régime doux; tous deux furent continués. Mon père prescrivit en outre des demi-bains tempérés d'une heure, et pendant ce temps, des affusions d'eau savonneuse froide, sur la tête, qu'on remplaçait parfois, pour ne pas fatiguer la malade, par des compresses trempées dans un mélange de sel ammoniac et de vinaigre affaibli; chaque deux jours, des douches ascendantes; tous les jours, on administra la douche chaude sur les extrémités inférieures après le bain, et le soir un pédiluve excitant. Ce traitement dura environ un mois, pendant lequel les autres moyens, si utiles dans ces affections surtout, ne furent pas négligés, particulièrement la promenade et l'exercice. Mademoiselle ne donnait plus, lorsqu'elle quitta Plombières, que des signes très-rares et faibles de la vésanie qui semblait faire craindre pour la perte totale de la raison.

70° Mlle Sol..., d'une forte constitution et nerveuse, avait fait une chute sur les deux pieds, d'une grande hauteur. Il en était résulté une sémi-paralysie des extrémités inférieures et un dérangement dans la menstruation. Cependant l'état de santé générale était satisfaisant. Mon père prescrivit les bains gradués, la boisson de l'eau ferrugineuse; on commença la douche le sixième jour, elle fut dirigée sur les extrémités inférieures, la colonne vertébrale, les lombes et l'hypogastre; le douzième jour, l'évacuation mensuelle s'annonça inopinément; pendant sa durée, les exercices furent suspendus et repris ensuite, et après trente-six jours de traitement, pendant lesquels les règles reparurent encore une fois, Mademoiselle partit, pouvant se tenir et marcher seule.

J'aurais pu rapporter un beaucoup plus grand nombre d'observations, si les limites de cet ouvrage n'eussent semblé s'y opposer; je craindrais même d'avoir fatigué le lecteur et d'être accusé de prolixité, si je ne sentais en même temps la nécessité de rapporter un aussi grand nombre de faits, afin de faire ressortir une foule de nuances dans les symptômes de la même maladie, qui quelquefois sont regardées comme des affections distinctes, et qui semblent être des contr'indications à l'emploi de l'agent thérapeutique qui m'a occupé.

On ne s'étonnera pas que j'aie pris ces exemples pour la plupart au hasard, quand on réfléchira dans quel embarras du choix m'ont jeté l'immense quantité d'observations particulières qu'a recueillies mon père, depuis plus de vingt-cinq ans de pratique des Eaux, non compris celles qu'il a jointes chaque année au rapport qu'il adressait au ministère. Au surplus, je puis en garantir l'authenticité, chose essentielle dont on ne se pique pas toujours en pareil cas.

TARIF.

	fr.	c.	
Bains dans les bassins.	»	30	par heure.
dans les baignoires autour des bassins. . .	»	50	*Id.*
dans les cabinets avec baignoires en bois. . .	»	75	*Id.*
Id. avec baignoires en cuivre. .	1		*Id.*
Douches ordinaires (ancien mode).	»	5	par minute.
ascendantes.	»	3	*Id.*
dites Tivoli.	»	4	*Id.*
Bain de vapeur utérin.	»	75	*Id.*

NOTICE

SUR

LES EAUX FERRUGINO-GAZEUSES

DE BUSSANG.

(LEUR ANALYSE PAR M. BARRUEL.)

---

§ 1er. TOPOGRAPHIE.

—

Bussang est un village de l'ancienne Lorraine, à dix lieues est de Plombières, au fond des montagnes des Vosges, qui séparent le département de ce nom de celui du Haut-Rhin et du reste de l'Alsace.

Situé dans un bassin resserré au fond d'une gorge sinueuse, il est traversé par la route royale de Nancy à Bâle, passant par Épinal, Remiremont, le Thilliot, Saint-Maurice, Wesserling, Thann et Mulhausen, en remontant le cours de la Moselle jusqu'à sa source.

Les montagnes qui dominent la vallée ont de quatre cents à sept cents toises au-dessus du niveau de la mer.

La plupart ont des dénominations distinctes. Entre elles, je citerai, comme les plus remarquables, quoique déjà à une certaine distance de Bussang, celles connues sous les noms de Ballons d'Alsace et de Comté ou de Servance. Elles tirent leur dénomination de Ballon de leur forme arrondie, qui est généralement celle qu'affectent les montagnes des Vosges. La première est des plus élevées, elle a 730 toises au-dessus du niveau de la mer, et est traversée par une fort bonne route conduisant à Belfort. La deuxième, quoique beaucoup moins haute, conserve de la neige toute l'année, mais dans certaines expositions seulement. Il y a encore un troisième Ballon qu'on nomme le Ballon de Soultz, qui est encore plus éloigné et aussi élevé que le premier.

Du haut de ces montagnes, on jouit d'un point de vue admirable : les regards planent tout autour sur une immense étendue de pays; au devant et de chaque côté, l'Alsace déroule à vos pieds, comme un immense panorama, sa campagne fertile et industrieuse; dans le lointain, à travers un horizon vaporeux, l'œil suit le cours du Rhin, se déroulant comme un fil argenté; derrière et fermant le tableau, on aperçoit les montagnes de la Forêt-Noire; plus à droite, celles de la Suisse, entre autres le Mont-Blanc avec son front blanchi par d'éternels frimats. En regardant derrière soi, ce n'est que précipices et vallées profondes et solitaires; la nature est âpre et sauvage. Le silence qui règne au milieu de cette sphère presque céleste, n'est troublé que par le bruit lointain des torrens, par la trompe du pâtre, ou la clochette et les mugissemens des troupeaux qui y parquent une partie de l'année.

Beaucoup d'étrangers viennent exprès, surtout de Plombières, pour jouir de la majesté de ce tableau, surtout au lever du soleil. La vallée profonde et sombre qui sépare les deux Ballons, se nomme la vallée des Charbonniers; elle est habitée, depuis le milieu du siècle dernier environ, par quelques Suédois qui, par leur alliance avec des femmes du pays, ont formé une espèce de colonie sauvage, dont le langage mixte est absolument inintelligible pour d'autres que leurs voisins. Ils travaillent non-seulement à l'exploitation des forêts, mais encore à l'extraction du minérai qui alimente les forges de Villers et d'Oberbruck, en Alsace.

Toutes ces montagnes sont primitives, en granit de couleur variée. Quelques-unes sont nues, le plus grand nombre est couvert d'épaisses forêts de sapins; leurs flancs sont, de loin en loin, sillonnés par la charrue, mais la plupart offrent un pâturage abondant aux troupeaux, qui sont la seule richesse du pays (1).

Un autre genre d'industrie est celui de la filature et du tissage de coton dont il existe en plusieurs endroits des ateliers.

Ces montagnes renferment d'assez riches minérais de diverses espèces. Vers le milieu du siècle dernier, on avait commencé l'exploitation d'une mine de cuivre et de fer, près le Thilliot, mais cette opération n'ayant pas offert assez de bénéfices à ses entrepreneurs, les galeries déjà fort avancées en furent abandonnées; elles ne sont plus que rarement visitées par quelques curieux; les éboulemens qui s'y sont faits depuis ce temps, et le danger toujours mena-

(1) C'est de toute cette partie des Vosges que viennent ces fromages qui ne sont connus à Paris que sous le nom de Géraumé, nom patois d'un village de ces montagnes, très-curieux pour ses lacs. On y fabrique aussi une autre espèce de fromage, semblable au Gruyère, qu'on nomme Vachelin dans le pays.

çant qu'on y rencontre ne permettent d'ailleurs de les parcourir qu'en quelques sens.

L'aspect du pays est en général très-varié et sauvage ; les habitations qui forment un village, une commune, y sont éparses, disséminées, çà et là, sur les montagnes ; quelquefois même, dans des endroits qui semblent inaccessibles. Là on croirait que l'homme, poussé par un instinct naturel, ne cherche qu'à fuir le monde ; quelle différence des mœurs de ces paisibles habitans à celles des habitans corrompus et énervés des villes ! quelle différence aussi dans leur constitution ! La vallée de Bussang est surtout remarquable et même renommée pour celle des femmes. Leur nourriture est des plus frugales ; elle se compose en grande partie de végétaux, surtout de pommes de terre. Cependant aucune maladie n'y est endémique, si ce n'est le rhumatisme, ce qui provient de la nature de l'air et du sol qui y sont frais et même humides. Une chose remarquable aussi, c'est qu'il existe, sur plusieurs points cumulans, des lacs d'une eau limpide et fraîche quelquefois assez étendus ; de là, une abondance extrême de sources jaillissantes dans tout le pays.

Il s'en trouve une, entre autres, à quelques centaines de pas au-dessus de celles minérales, et tout au bord de la route royale, qu'on regarde comme la principale de la Moselle.

Les sources minérales sont situées à une demi-lieue du village de Bussang même, dans un renfoncement de la vallée, à une cinquantaine de pas et à gauche de la route de Thann, sur le penchant d'une montagne couverte de sapins, qu'on nomme le *Charat*, voisine du *Drumont* et du *Théy*. Elles s'élèvent à environ 300 toises au-dessus du niveau de la mer.

Le terrain sur lequel est assis le bâtiment qui renferme

la source principale, est une espèce de tertre, et, à quelques pas au-dessus, est un petit pavillon renfermant une source qu'on nomme la *Source du haut*.

Autrefois il existait un bâtiment assez vaste pour recevoir un certain nombre de personnes qui venaient boire les eaux sur les lieux mêmes. Ce bâtiment étant devenu la proie des flammes, depuis plus de trente ans, n'a point été réédifié; et il n'existe plus actuellement que la maison habitée par le fermier des sources (1), la même qui renferme la principale. Il existe d'autres petits filets qui n'ont reçu aucun nom.

Dans une espèce de cave, au rez-de-chaussée, sont deux réservoirs en pierre de taille, de forme carrée, de deux pieds neuf pouces sur un pied onze pouces, chacun : l'un, a trente-trois, l'autre, vingt-un pouces de profondeur. Cette différence provient de la pente de la roche sur laquelle ils sont posés et qui en forme le fond; ils communiquent, d'ailleurs, l'un avec l'autre, et l'eau s'y amasse simultanément. Cette source fournit quatre-vingt-dix litres par heure; la seconde, celle du haut, n'en fournit que douze ou quinze : le bassin dans lequel elle arrive est également en pierre de taille, carré de vingt-sept pouces, sur vingt de large; sa profondeur égale à peu près sa longueur, c'est-à-dire, deux pieds trois pouces.

L'eau qui s'écoule des réservoirs au dehors, est immédiatement altérée par le mélange d'une eau commune, et va se mêler au ruisseau de la Moselle; un appareil fort simple s'oppose à la moindre perte de gaz.

L'époque à laquelle ces eaux ont été découvertes, est in-

(1) M. le docteur Chevillet. Les propriétaires actuels sont MM. Tocquaine et Mourot.

connue, aucun auteur, aucune tradition ancienne n'en ayant fait mention. Cependant il paraît à peu près certain qu'elles ont commencé à être connues vers le milieu du XVIe siècle. Berthemin est le premier auteur qui en ait parlé (1668); il dit que, dans ces temps, les Allemands en faisaient un grand usage, et allaient les boire après avoir été prendre les bains de Plombières. Il est certain que, depuis, elles ont été abandonnées et sont restées long-temps dans l'oubli, par suite des guerres et des maladies épidémiques qui, vers 1630, désolèrent la Lorraine. Ce ne fut que sur la fin de ce siècle qu'elles commencèrent à se relever de l'oubli dans lequel elles étaient tombées, et que leur réputation, qui s'était conservée dans le pays, commença de nouveau à en franchir les limites étroites. Léopold Ier, duc de Lorraine et de Bar, les fit isoler des eaux étrangères et entourer de murailles pour les garantir des injures du temps et de la malveillance : à ces constructions succédèrent celles dont il a déjà été question.

Les auteurs qui, depuis Berthemin, ont fait mention de ces eaux sont dom Calmet, Lemaire, Didelot, Carrère, Thouvenel et Nicolas; plusieurs autres en ont dit quelques mots, en parlant des eaux minérales en général, ou de celles de Plombières, entre autres, M. le docteur Patissier, dans son Manuel, et M. le professeur Alibert. M. Kirschlœger, docteur-médecin, est le dernier qui en ait fait mention dans sa Thèse inaugurale (1). Maintenant l'exploitation de ces eaux se fait en grand, et leur réputation, si justement acquise, les a fait connaître de toute l'Europe. Cependant elles ne le doivent qu'à leur seul mérite, car elles sont parvenues à

(1) *Essai sur les eaux minérales des Vosges* (février 1829, Strasbourg.)

ce point sans charlatanisme et sans prôneurs. Il est juste qu'enfin elles en trouvent quelques-uns, puisqu'aujourd'hui, sans cela, il est bien convenu que le seul mérite n'est rien et ne peut parvenir à rien ; il faut de la réputation d'abord, et du mérite ensuite. Le premier point est essentiel, avec lui on peut se passer du second; c'est même du superflu. Tel est l'empire de la mode.

§ 2. PROPRIÉTÉS PHYSIQUES ET CHIMIQUES DES EAUX DE BUSSANG; LEUR ACTION SUR L'ÉCONOMIE ANIMALE.

Ces eaux sont pourvues d'une abondance extrême de principes minéraux. Plusieurs analyses en ont été faites en différens temps, mais, comme dans celles de Plombières, elles se ressentent de l'époque où elles ont eu lieu. La plus récente était jusqu'alors celle de MM. Nicolas et Thouvenel; mon père en avait fait une en 1789, qu'il avait adressée à M. Delassone, avec un Mémoire qui avait motivé sa nomination à l'inspection, en survivance du docteur Courtois; mais je ne rapporterai que celle que je dois à l'amitié et aux soins de M. Barruel; le nom de ce savant, aussi modeste que profond, est assez connu pour que je me dispense de tous éloges : qu'il me permette seulement de lui adresser ici mes remercîmens, et de lui témoigner en même temps toute ma gratitude pour son obligeance.

Voici quel a été le résultat de cette analyse terminée au mois de juin de cette année; les quantités ont été réduites à un litre d'eau minérale :

Silice.	0,056 gram.
Proto-carbonate de fer.	0,016
Carbonate de chaux.	0,361
de magnésie..	0,180
de soude..	0,770
Sulfate de soude.	0,110
Chlorure de sodium.	0,080

La quantité moyenne du gaz acide carbonique libre est d'une fois et demie le volume de l'eau; à la source même, M. Barruel estime cette quantité une fois plus grande (1) :

Ces résultats sont extrêmement curieux; on remarquera en effet, outre l'extrême abondance des carbonates de soude et de chaux, celle beaucoup plus rare, quoiqu'un peu moindre, de carbonate de magnésie; la proportion de ce sel y est telle, qu'elle est pour ainsi dire unique dans les eaux minérales.

La température de la source est constamment à 9° R., quelle que soit la saison, et pour cette raison, elle ne laisse dégager qu'une faible quantité de gaz acide carbonique. On sait en effet que ce dégagement n'a lieu qu'autant que la pression atmosphérique n'est plus suffisante; or elle diminue avec le calorique, ce qui fait qu'elle ne pétille qu'en restant exposée à l'air libre ou en la versant et l'agitant dans un vase. Cette eau est parfaitement limpide et inodore.

Elle laisse sur les vases non bouchés où elle séjourne pendant un certain temps, un dépôt ocreux formé par un

(1) L'expérience a été faite avec douze bouteilles d'eau minérale, et il s'est trouvé de légères différences dans la quantité du gaz pour chacune d'elles. Cette circonstance tient indubitablement à ce que chaque bouteille n'a pu être bouchée exactement au même instant.

oxide de fer; aussi les pavés des chambres où sont renfermées les sources, en sont entièrement couverts. Sa saveur, comme celle de toutes les eaux gazeuses, est d'abord aigrelette, piquante, et elle laisse ensuite percevoir celle du fer, quoiqu'en très-petite proportion. Cette acidité, due au gaz acide carbonique, la rend fort agréable à boire; quelques personnes en font même une boisson d'agrément, une espèce de limonade rafraîchissante, en y ajoutant du sucre; ou la mêlent au vin aux repas, de même que de l'eau de Seltz.

Lorsque le vin est resté pendant une ou deux minutes en contact avec elle, il commence à prendre une teinte violacée qui, peu à peu, devient plus prononcée et même noirâtre; cet effet est dû à la présence des bases alcalines et du fer qui agissent sur la matière colorante.

Quelquefois celle qui a été conservée dans des bouteilles, quoique parfaitement bouchées, contracte une odeur et une saveur désagréable et comme hydrosulfureuse; cela tient à ce qu'il s'est introduit dans la bouteille quelque matière étrangère, comme du bois, de la paille ou toute autre substance végétale, qui, par sa décomposition, donne lieu à la formation de quelques gaz, entre autres, de l'hydrogène, qui, par sa combinaison avec certains principes de l'eau, avec le sulfate, par exemple, donne naissance à un principe nouveau, l'acide et le gaz hydro-sulfureux. Quelquefois même il y a formation d'un sulfure de fer. C'est, selon moi, de cette manière que peut s'expliquer la saveur et l'odeur sulfureuse qu'on remarque quelquefois à des eaux qui ne contiennent cependant que des sulfates.

On sait, au surplus, que ces produits nouveaux ne peuvent avoir aucune influence fâcheuse sur l'économie, puisque ce sont ceux des eaux sulfureuses; ils ne le seraient du moins qu'autant qu'elles-mêmes seraient formellement contr'indiquées.

Cette eau a, sous tous les rapports, la plus grande analogie avec l'eau de Seltz, seulement celle-ci contient une plus grande quantité de gaz libre que la première; mais en revanche, la première contient un peu plus de fer et une beaucoup plus grande proportion de carbonate de magnésie, qui la rend, pour ainsi dire, plus médicamenteuse, plus efficace, et préférable dans un grand nombre de cas où l'on a à redouter l'excitation trop vive de l'appareil nerveux, par le gaz acide carbonique, surtout chez les individus doués d'une irritabilité très-grande de ces organes. Bue avec excès, elle peut déterminer les symptômes de l'ivresse, de même que l'eau de Seltz. J'ai cru devoir, en conséquence, la classer, avec M. le professeur Alibert, non-seulement parmi les eaux ferrugineuses froides, mais en outre parmi les eaux gazeuses acidules, auxquelles elle tient évidemment; c'est pourquoi je l'ai nommée *ferrugino-gazeuse*.

Son action sur l'économie animale est également la même que celle des eaux que j'ai citées; il est seulement à regretter que celle qui m'occupe n'ait pas eu pour prôneurs, comme la dernière, des Hufeland, des Hoffmann, des Richter, des Zimmermann, des Ritter, etc. en Allemagne; et en France même, des Lieutaud, des François, des Bouillon-Lagrange, des Alibert, et tant d'autres praticiens distingués qui ont suivi l'impulsion donnée par la mode. Les sources de Bussang auraient eu peine, il est vrai, à suffire à une aussi grande consommation que celle de Seltz; car celle-ci fournit environ vingt litres par minute, tandis que les autres n'en donnent guère plus de deux.

Cependant, comme leur abondance ne varie jamais, il est présumable que les 921,625 litres environ, qu'elles fournissent par année, pourraient suffire à la consommation de la France; espérons que le bon sens et le patriotisme triompheront du préjugé et nous affranchiront de l'impôt énorme prélevé sur nous par le grand duché de Nassau. Ce grand œuvre appartient aux médecins nationaux, il dépend de leurs conseils et de leur ascendant.

On peut voir, par les nombreuses observations que j'ai jointes à mon Précis sur les eaux de Plombières, où on en fait un grand usage, les cas dans lesquels l'emploi de cette eau est vraiment avantageux. Là, elle n'est employée, il est vrai, que secondairement; mais je pourrais, si je voulais, grossir inutilement cette simple notice d'une foule d'observations spéciales. Un grand nombre ont été rapportées par le docteur Didelot dans *son Examen sur les eaux de la fontaine minérale de Bussang*. Tout ce qu'on a dit d'ailleurs sur les eaux gazeuses et ferrugineuses est également applicable à celles-ci; aussi ne m'étendrai-je pas sur ce sujet : il suffira de savoir qu'elles conviennent parfaitement dans les maladies atoniques des voies digestives, telles que l'hépatite, les duodénites, les gastrites chroniques, dans ce qu'on nomme communément embarras gastriques, pituites, glaires, etc; dans les maladies des organes génitaux et urinaires; telles que la chlorose, la leucorrhée et la blénorrhée, la cystite, la néphrite et les maladies calculeuses.

Elles facilitent beaucoup la disgestion et l'absorption, en ranimant les forces vitales. Dans quelques circonstances, elles augmentent singulièrement la sécrétion des urines, ou la transpiration; ordinairement, elles ressèrent le ventre, plus rarement elles le relâchent. Les phlegmasies, l'état inflammatoire récent ne sont pas des contr'indications à son emploi, comme on pourrait le croire; il suffit de l'essayer pour s'en convaincre : cependant, on les coupe de lait ou d'une décoction émoliente lorsqu'on les emploie dans les inflammations viscérales.

Plusieurs médecins allemands disent même avoir éprouvé l'efficacité des eaux ferrugino-gazeuses dans la phthisie pulmonaire simple; elles conviennent parfaitement dans les maladies qu'on nomme encore fièvres bilieuses, putrides, adynamiques.

Elles jouissent d'une grande célébrité dans le pays; plusieurs personnes leur doivent, sinon la vie, du moins la délivrance de leurs maux et la santé. On a remarqué en outre qu'elles entretenaient la blancheur et l'éclat des dents, et que chez plusieurs personnes, elle détruisaient la fétidité de l'haleine.

On les boit ordinairement à la dose d'une livre jusqu'à quatre et six, particulièrement dans la matinée.

Nous ne saurions trop les recommander enfin aux praticiens de tous les pays; ils sont assurés de trouver en elles, sinon un remède énergique, du moins un puissant auxiliaire pour toute espèce de médication.

Nota. Les puisemens se font ordinairement dans les temps froids et avec toutes les précautions convenables ; les bouteilles, après avoir été nettoyées et lavées à l'eau minérale, sont remplies et bouchées immédiatement; le bouchon est ensuite goudronné et empreint du cachet de l'administration. Pour être expédiées, elles sont emballées dans des caisses ou de grands paniers. Il en existe un dépôt chez M. Richard-Desruez, pharmacien, rue Taranne ; chez M. ...., rue Portefoin ; dans les grands bureaux d'eaux minérales naturelles de la rue J.-J. Rousseau, ainsi que chez les principaux pharmaciens de la capitale. Pour une certaine quantité, on peut adresser une demande au fermier directement. Chaque expédition doit être accompagnée d'un certificat d'origine signé par l'Inspecteur des Sources.

Paris. Imprimerie d'Éverat, r. du Cadran, n° 16.

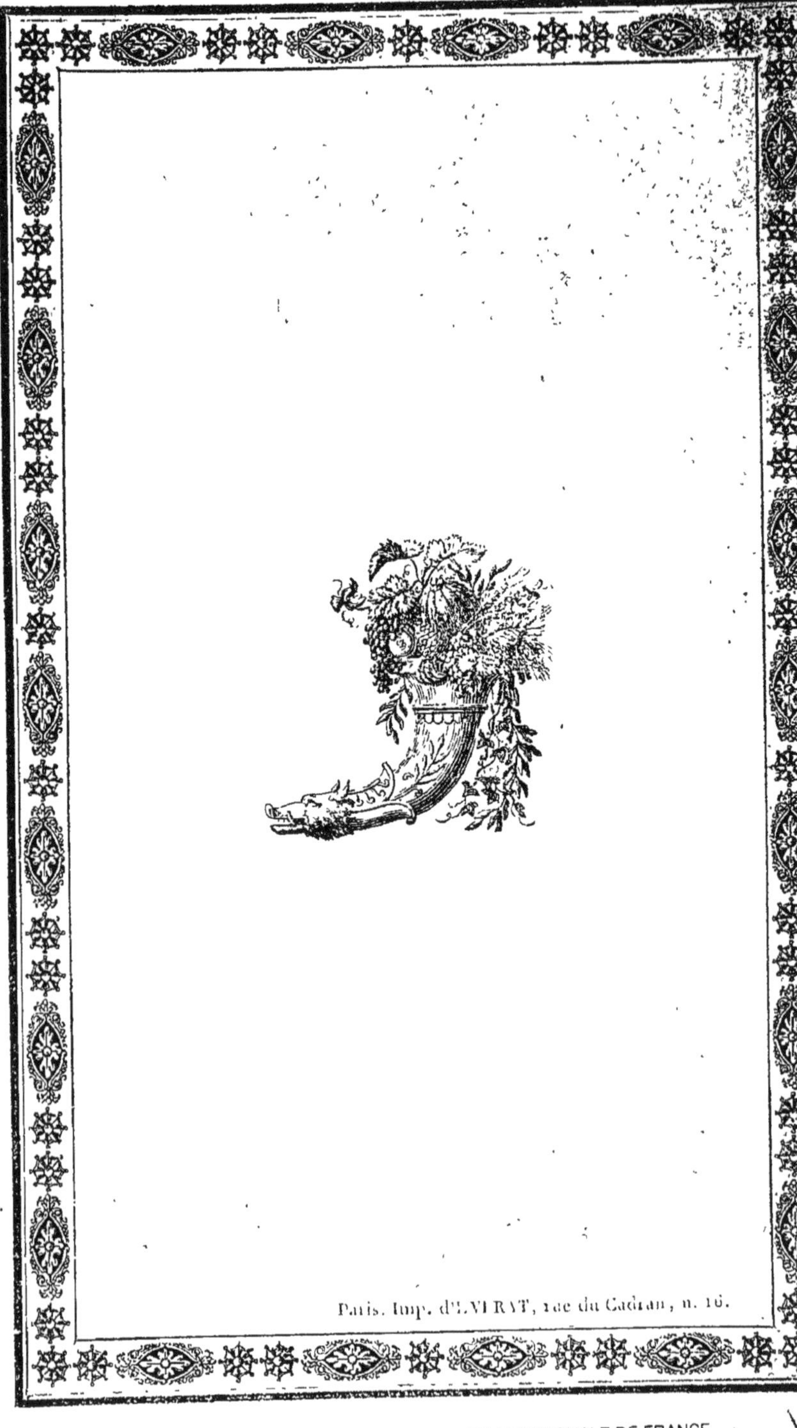

Paris. Imp. d'EVERAT, rue du Cadran, n. 16.

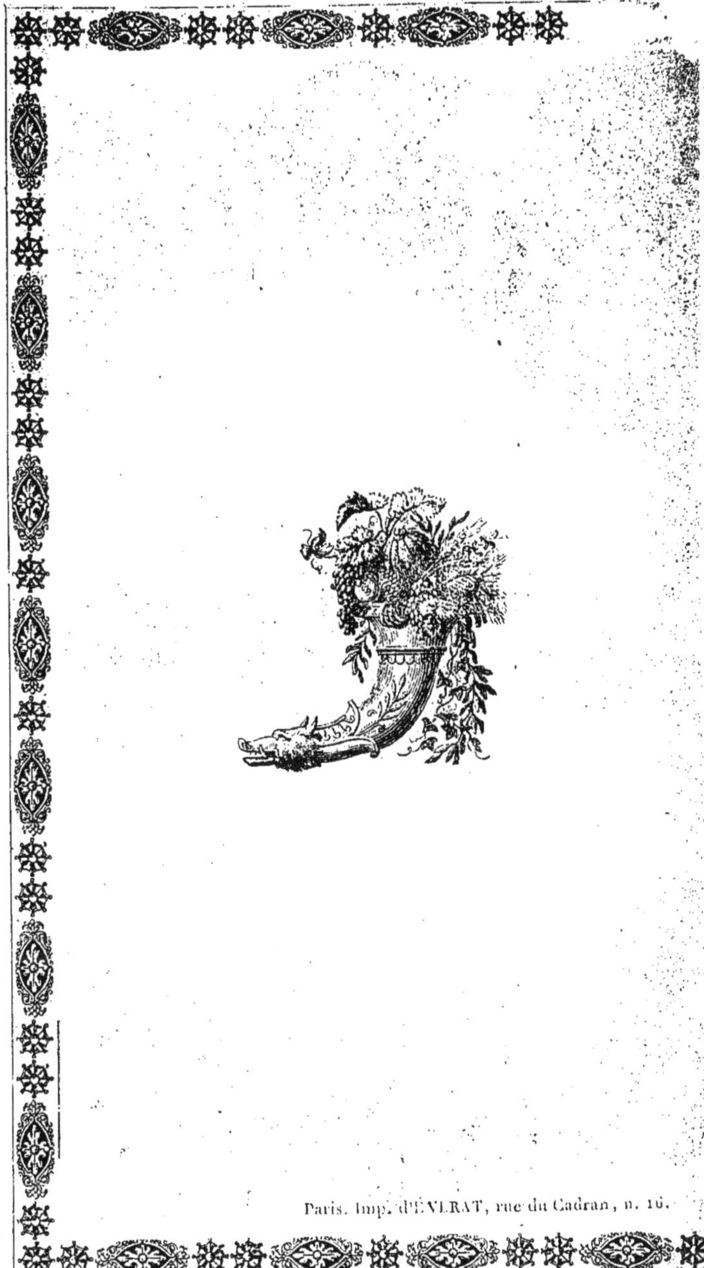

Paris. Imp. d'ÉVERAT, rue du Cadran, n. 16.

www.ingramcontent.com/pod-product-compliance
Ingram Content Group UK Ltd.
Pitfield, Milton Keynes, MK11 3LW, UK
UKHW021038230726
13926UKWH00004B/1547

9 782014 064940